Melissa Lutzner

Einzug in ein neues Zeitalter der Pflege

Was bedeutet der Transhumanismus im Gesundheitswesen für Politik, Recht und Ethik?

Bibliografische Information der Deutschen Nationalbibliothek:

Die Deutsche Nationalbibliothek verzeichnet diese Publikation in der Deutschen Nationalbibliografie; detaillierte bibliografische Daten sind im Internet über http://dnb.d-nb.de abrufbar.

Impressum:

Ein Imprint der Open Publishing GmbH, München

Druck und Bindung: Books on Demand GmbH, Norderstedt, Germany

Coverbild: Open Publishing GmbH | Freepik.com | Flaticon.com | ei8htz

Inhaltsverzeichnis

Abkürzungsverzeichnis

APPsist	Applikation software
BITKOM	Bundesverband Informationswirtschaft, Telekommunikation und neue Medien
BMFSFJ	Bundesministerium für Familie, Senioren, Frauen und Jugend
CE-Zulassung	Kennzeichnung von Produkten nach EU Verordnung
DIN	Deutsches Institut für Normung
DIW	Deutsches Institut für Wirtschaftsforschung
EU	Europäische Union
ff	die folgenden
GTAI	Germany Trade & Invest
HAL	Hybrid Assistiv Limb
IBM	International Business Machines
IT	Informationstechnik
KI	künstliche Intelligenz
Paro	personal assistiv robot
QMS	Qualitätsmanagementsystem
SPD	Sozialdemokratische Partei Deutschland
USA	United States of Amerika
%	Prozent

Abbildungsverzeichnis

Tabellenverzeichnis

1 Einleitung

Seit vielen Jahren unterliegt Deutschland einem gesellschaftlichen Wandel. Die Fortschritte der Technik sind enorm und die Digitalisierung der Gesellschaft schreitet rasch voran. Begriffe wie „Health 2.0" oder „Arbeit 4.0" sollen die drastischen Veränderungen der verschiedenen Gesellschaftsbereiche zum Ausdruck bringen.

Dem technischen Fortschrittsdenken stehen wenige ethische Regulationsmechanismen gegenüber. Wissenschaftler verspüren den Drang, über sich hinaus zu wachsen um bisher noch technisch Unmögliches möglich zu machen (vgl. Hagemann 2017: 9). In diesem Zusammenhang beschäftigt sich die philosophische Denkrichtung des Transhumanismus damit, Grenzen menschlicher Möglichkeiten durch den Einsatz von technologischen Verfahren zu erweitern.

Bezogen auf das Gesundheitssystem bedeutet Transhumanismus, dass es Bereiche gibt und geben wird, in denen vermehrt Medizintechnik oder Roboter mit künstlicher Intelligenz (KI) eingesetzt werden. Im Bereich Gesundheit und Medizin werden Chancen gesehen, den Fachkräftemangel durch Technik auszugleichen. Dadurch entstehen viele Möglichkeiten, Dienstleistungsberufe im sozialen Sektor zu reorganisieren. Doch mit diesen Chancen entstehen auch Risiken, die beachtet und gesteuert werden müssen.

Durch Gesetze, Politik, Wirtschaft und die Gesellschaft mit ihrer ethischen bzw. werteorientierten Betrachtungsweise wird Einfluss auf die Denkweise und das soziale Leben der Menschen genommen und ein offenes, neues, globales Zeitalter für eine transhumanistische Zukunft mit viel Potenzial geschaffen.

Dabei muss auf das Recht der informellen Selbstbestimmung des Menschen Rücksicht genommen werden.

Der Begriff „Sicherheit" ist ein wichtiges Kriterium im Umgang mit künstlicher Intelligenz und im Kontext der Selbstbestimmung. Doch wie sieht es mit der Arbeitswelt aus? Bedrohen Roboter und KI am Ende unsere Arbeitsplätze? Sicher ist, dass die fortschreitende Digitalisierung unsere Beschäftigung verändern wird (vgl. Spiegel Wissen 3 2017: 10). Deutschland macht eine Entwicklung durch hin zur Digitalisierung und ist dabei auf Forschungsaktivitäten angewiesen. Um diese neuen Erkenntnisse zu gewinnen und richtungsweisend miteinander vergleichen und ausschöpfen zu können, bedarf es Computerunterstützung durch Big Data. Mit Big Data werden große Datenmengen bezeichnet, die u.a. aus dem Internet und dem Gesundheitswesen stammen und mit speziellen Lösungen gespeichert, verarbeitet und ausgewertet werden. Dadurch werden sich Unternehmen in ihrer Arbeitsweise verändern, wie wir es uns noch nicht vorstellen können. Auch wenn noch nicht soweit fortgeschritten wie in China oder den USA, so kann man dennoch in Deutschland einen Strukturwandel aufgrund der Digitalisierung erkennen. In einem Zeitalter, indem das Internet für Zusammenarbeit und Informationsaustausch sorgt, entstehen durch Big Data große Chancen für den Gesundheitssektor. Zusammenfassend kann man sagen, dass Transhumanismus, Digitalisierung und die Verwendung von Big Data den Gesundheitssektor in Deutschland zukünftig beeinflussen und verändern wird.

1.1 Ausgangssituation und Problemstellung

Künstliche Intelligenz beherrscht längst unser Leben, ohne dass es vielen bewusst ist (Mainzer 2016: V). In unserem Alltag wird künstliche Intelligenz in viele Arbeitsabläufe eingebunden und ist kaum mehr daraus wegzudenken. Elektronische Haushaltsgeräte mit technischen Assistenzsystemen, wie z.B. Spülmaschinen, Waschmaschinen oder elektronische Armbanduhren sind hier zu nennen. Doch auch der Computer, Drohnen, Autos oder Smartphones können unsere Daten aufzeichnen und speichern. Die Liste der technischen Assistenzsysteme lässt sich noch weiter fortsetzen und soll uns zeigen, wie sehr unser Alltag bereits von Digitalisierung und künstlicher Intelligenz bestimmt wird (vgl. Mainzer 2016: V).

Technischer Fortschritt begeistert einerseits, doch er wird nicht jedem in der Zukunft Gutes bringen. Viele Berufe werden dadurch abgeschafft und Neue entstehen. Menschen, die ihren Beruf verlieren und arbeitslos werden, haben keine Einkommensquelle mehr. Doch um die Produkte und Dienstleistungen der digitalen Welt zu kaufen, braucht man Geld (vgl. Der Spiegel 36 2016: 12). Auch wenn bereits zahlreiche gesellschaftliche Veränderungen durch KI in unserer Gesellschaft festzustellen sind, ist unklar, welche weiteren Auswirkungen KI auf bestimmte Berufsfelder zukünftig haben wird und wie sich das auf soziologischer Ebene für die Menschen darstellen kann. Ein weiteres Problem sind die Bedenken, die Menschen bzgl. der KI haben und die deshalb unter dem ethischen Aspekt berücksichtigt werden sollen.

Des Weiteren soll die rechtliche Einstufung von KI als künstliche Person näher betrachtet werden. Bisher hat die Rechtsordnung noch keine, im rechtlichen Sinne vorzuweisende Bezeichnung für KI (vgl. Mayinger 2017: 168). Auf die technische und rechtliche Bezeichnung wird unter 4. noch genauer eingegangen.

Erst wenn die künstliche Person von der juristischen Person abgegrenzt und definiert werden kann, wird es möglich sein, auch künstliche Personen (Roboter) als Rechtssubjekte zu behandeln. Ob dies Notwendig ist, soll hier nicht weiter vertieft werden, da unter 4. näher darauf eingegangen wird.

Im Gesundheitswesen ist ein Wandel zu verzeichnen, der des Weiteren darauf hinweist, dass durch den Fachkräftemangel im Gesundheitswesen ein personelles Problem besonderen Ausmaßes entsteht. Deshalb könnten die Ressourcen der künstlichen Intelligenz genutzt werden. Verstärkt wird dieser Effekt durch die demografischen Veränderungen, denen unsere Gesellschaft unterliegt.

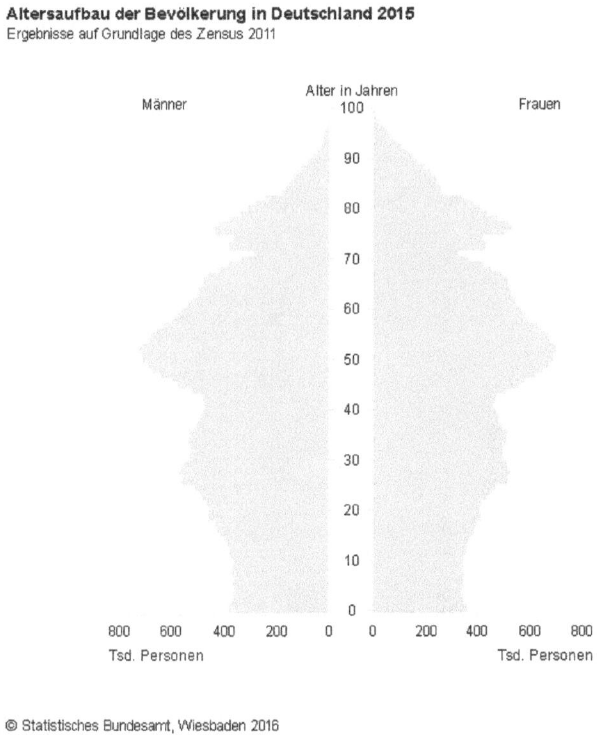

Abbildung 1: Altersaufbau der Bevölkerung in Deutschland 2015
(vgl. statistisches Bundesamt 2017)

Die „Alterspyramide" in Abbildung eins zeigt, dass derzeit der Großteil der Bevölkerung zwischen 50 und 60 Jahre alt ist. Es ist davon auszugehen, dass diese Altersgruppe in spätestens 20 Jahren eine Gruppe von älteren Bürgern mit verlängerter Lebenszeit durch bessere medizinische Versorgung darstellt. Gleichzeitig kann man in Abbildung eins erkennen, dass nicht genügend junge Menschen nachkommen, die diese alten Menschen dann gesundheitlich versorgen können. Hier könnte eine Chance für künstliche Intelligenz liegen, den Mangel an Fachkräften im Gesundheitswesen auszugleichen. Durch die qualitativ hohe medizinische Versorgung erhöht sich die Lebenserwartung und die Zahl der älteren Menschen nimmt kontinuierlich zu, wie nachfolgende Abbildung zeigt.

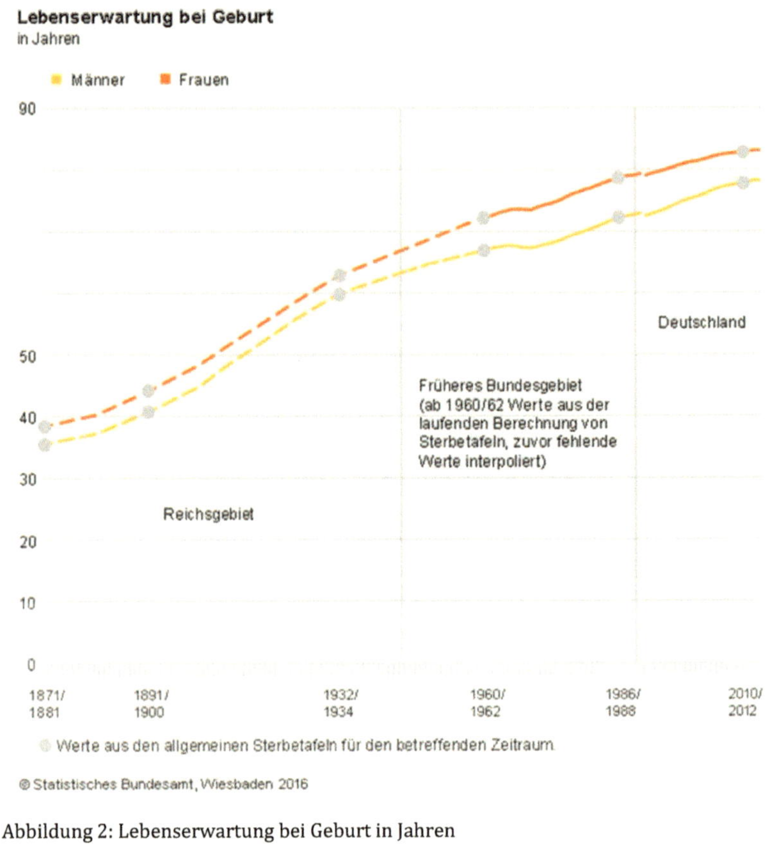

Abbildung 2: Lebenserwartung bei Geburt in Jahren
(vgl. statistisches Bundesamt 2017)

In Abbildung zwei wird deutlich, dass die Lebenserwartung der Menschen stark zunimmt, wobei Frauen weiterhin etwas älter als Männer werden. Dies kann an dem unterschiedlichen Gesundheitsverhalten der Geschlechter liegen oder an den unterschiedlichen Belastungen durch die ausgeübten Berufe. Demnach gehen

Frauen verantwortungsvoller mit ihrer Gesundheit um und gehen schneller zum Arzt als Männer, was wiederum zeigt, dass Männer häufig über Alarmsignale des Körpers hinweggehen und sich selbst überschätzen (vgl. Schnabel 1999: 99-123).

Die Menschen höheren Alters werden sich zum Großteil bester Gesundheit erfreuen. Doch mit zunehmenden Alter akkumulieren vor allem chronische Krankheiten, die sich in höherer Morbidität und vermehrter Pflege-und Hilfsbedürftigkeit niederschlagen (vgl. Dritter Bericht zur Lage der älteren Generation BMFSFJ 2001: 21). Allgemein gilt, dass Gesundheitsrisiken in einer Bevölkerung mit niedrigem Einkommen stärker verbreitet sind (vgl. Wehler 2013: 125). Gerade hier ist mit erhöhter Pflege- und Hilfsbedürftigkeit zu rechnen, was wiederum ausreichend qualifiziertes Fachpersonal im Gesundheitsbereich voraussetzt.

Die Problematik des Fachkräftemangels im Gesundheitsbereich ist ein wichtiger Aspekt, der ausgeglichen werden muss, um dem Wandel gerecht zu werden.

Hier soll nun ein Bogen gespannt werden zwischen der Berücksichtigung und dem Nutzen des Transhumanismus für die Pflege sowie dem Entgegenwirken des bestehenden Fachkräftemangels im Gesundheitswesen.

Die aktuelle digitale Revolution beschreibt Transhumanismus als ein neues globales Zeitalter, das viel Potenzial für eine Zukunft mit Technologie und KI bietet. Unter Berücksichtigung der menschlichen Grenzen werden Zukunftstechnologien aufgezeigt und in Bezug zum gesellschaftlichen Wandel gestellt. Die Entwicklung in den vergangenen 80 Jahren soll die rasante Geschwindigkeit im Sektor Digitalisierung wiedergeben. Dabei werden verschiedene Möglichkeiten des Einsatzes im Bereich Gesundheitssektor aufgezeigt.

Die fortschreitende Digitalisierung wird die Beschäftigung verändern (Der Spiegel 36/2016: 13). Unter 3.3.3 wird dies genauer analysiert. Dabei soll die Rolle des Qualitätsmanagements ins Blickfeld gerückt werden.

Durch die Erfindung von neuen Technologien, wie Roboter und KI, können Arbeitsplätze geschaffen werden, aber auch Jobs wegfallen (eigene Meinung des Autors). Im Bereich Gesundheit und Medizin werden Chancen gesehen den Fachkräftemangel durch Technik auszugleichen. Dabei sollen Roboter in Krankenhäusern und Altenheimen eingesetzt werden um dem Fachkräftemangel entgegenzuwirken und einen Ausgleich für fehlendes Fachpersonal zu erreichen. Hierdurch soll die Qualität und Effizienz gesteigert werden. Aus gesellschaftlicher und wirtschaftlicher Sicht werden Gesundheitsberufe dadurch an Bedeutung gewinnen, was unter 5. ff näher beschrieben wird. Allerdings gibt es in der Geschichte hinreichend Beispiele, die zeigen, dass technischer Fortschritt nicht immer zu einer Verbesserung der Arbeits-und Lebenssituation beiträgt, was deshalb unter 3.3.3 näher erläutert werden soll. Um wettbewerbsfähig zu bleiben, ist der Einsatz von technologischen Verfahren wichtig, birgt aber auch neben den Chancen Risiken, auf die in 3.3.4 näher eingegangen wird. Demnach müssen Organisationen und Institutionen auf technische Innovationen setzen, um den Herausforderungen der Digitalisierung, die im Bereich der Pflege, der Politik, des Rechts und der Ethik auf uns zukommen, gewachsen zu sein. Denn durch den Einsatz von künstlicher Intelligenz kann es zu Ungleichheit zwischen Arm und Reich kommen (vgl. Christaller T. et al. 2001: 2). Hierauf wird bei 6. vermehrt eingegangen.

Besonderes Augenmerk soll auf dem Bereich Ethik liegen, denn hier gibt es Grenzerfahrungen, die mit keinem Roboter oder künstlicher Intelligenz aufzuwiegen sind und den Faktor Mensch durch nichts ersetzen können.

1.2 Motivation, Ziele und Aufbau der Arbeit

Transhumanismus, Digitalisierung und Arbeit 4.0 sind aktuelle Themen unserer Politik. Sie stellen eine komplexe Herausforderung für die gesamte Menschheit dar. Jeder wird an dieser Entwicklung teilhaben, gewollt oder ungewollt. In der vorliegenden Arbeit soll das Hauptaugenmerk auf dem Einsatz von technologischen Verfahren, besonders in der Pflege, liegen. Vor dem Hintergrund des demografischen Wandels, dem Fachkräftemangel und dem steigenden Personalbedarf in der Pflege ergibt sich die Notwendigkeit, KI zu nutzen und für einen sicheren Einsatz im Gesundheitsbereich zu sorgen. Gleichzeitig soll dargestellt werden, wie diese Verfahren durch KI unsere Gesellschaft, den Arbeitsplatz und den Menschen an sich verändern und beeinflussen. Unter Berücksichtigung der menschlichen Grenzen, werden Zukunftstechnologien aufgezeigt, die intellektuelle Möglichkeiten im Bereich Pflege bieten. Dabei motiviert diese Entwicklung besonders, sich mit der Ungleichheit zwischen Arm und Reich, den soziologischen sowie ethischen Auswirkungen zu beschäftigen. Die Arbeit verfolgt das Ziel, das neue globale Zeitalter im Gesundheitswesen, bezogen auf Transhumanismus und Digitalisierung darzustellen. Dabei sollen Chancen und Risiken aufgezeigt werden, um dem Leser einen Überblick über politische, rechtliche, ethische und pflegerische Aspekte zu verleihen. Es soll als wissenschaftliche Literatur, Informations- u. Aufklärungsunterlage dienen.

Dabei stehen folgende Fragen im Mittelpunkt:

- Was bedeutet Transhumanismus in der Pflege und welche Denkweisen sind für die Pflege besonders relevant?
- Welche Maßnahmen müssen ergriffen werden, um technologische Verfahren im Gesundheitsbereich zu implementieren?
- Welchen Einfluss nehmen technologische Verfahren und künstliche Intelligenz auf die Arbeitsmarktlage gesamtwirtschaftlich und im Gesundheitswesen?
- Welche Chancen, aber auch Risiken ergeben sich durch die Zukunftstechnologie?
- Inwiefern kann Transhumanismus Ungleichheit zwischen Arm und Reich bewirken und wie kann dem entgegengewirkt werden?

Die vorliegende Bachelorarbeit stellt eine literaturgestützte Arbeit dar. Unter Berücksichtigung von Erkenntnissen aus Studien zur Bevölkerungsentwicklung in Deutschland finden auch technologische Entwicklungen statt. Daten, Zahlen und Fakten zu Akzeptanz, Nachfrage und Einfluss liefern Fachliteratur, Veröffentlichungen des statistischen Bundesamtes und Studien. Zudem wird auf politische, rechtliche, ethische und pflegerische Aspekte im Gesundheitswesen verwiesen und mit Fachliteratur sowie Publikationen belegt.

Den theoretischen Hintergrund dieser Arbeit bildet der gesellschaftliche Wandel in Bezug auf den Fachkräftemangel in der Pflege, dem mit künstlicher Intelligenz entgegengewirkt werden soll. Nachdem der Handlungsbedarf herausgestellt ist, soll die Begriffsklärung und die Denkweise darüber aufgezeigt werden. Dabei wird auch auf die Grenzen menschlicher Möglichkeiten aufmerksam gemacht.

In diesem Kontext wird anschließend auf KI in der Medizin und der Pflege eingegangen. Es wird eine Brücke geschlagen zwischen einer alternden Bevölkerung mit Fachkräftemangel aufgrund niedriger Geburtenraten und der neuen nachgefragten Technologie. Dabei wird auf die Entwicklung der letzten 80 Jahre eingegangen sowie das Qualitätsmanagement berücksichtigt. Nach Darlegung der Notwendigkeit wird die Verbrauchernachfrage in Deutschland, USA und China geklärt. Die Medizintechnik und der Einsatz der technologischen Verfahren spielen eine große Rolle für unterschiedliche Anwendungsbereiche der KI. Hierbei richtet sich der Schwerpunkt auf KI in Krankenhäusern und Altenheimen. Was die Zukunftstechnologie für uns bereit hält und welche Chancen sowie Risiken hier für das Gesundheitswesen gesehen werden, wird erörtert. Dabei wird der Einfluss auf die Arbeitsmarktlage kritisch betrachtet, aber auch als Chance gesehen.

Unter dem Aspekt der politischen, rechtlichen, ethischen und pflegerischen Betrachtung wird auf die Problematik der Verwaltung von gesundheitsbezogenen Daten und die Kosten im Gesundheitssystem eingegangen. Hierdurch ergeben sich Wachstumsgrenzen, die unter dem Begriff Ungleichheit zwischen Arm und Reich unter Berücksichtigung der verschiedenen soziologischen Ebenen näher erläutert werden.

Den Abschluss der Arbeit bilden die allgemeinen und speziellen Erkenntnisse sowie die daraus ergebenden Schlussfolgerungen bezüglich der Fragestellungen, die im Rahmen der Arbeit behandelt wurden.

2 Transhumanismus

2.1 Begriffsklärung

Der Begriff „Transhumanismus“ setzt sich aus zwei Worten zusammen. Einerseits aus „Trans“, das aus dem Lateinischen übernommen ist und „über etwas hinaus“ oder „zu etwas übergehen/jenseits von etwas“, bedeutet.

Andererseits beschreibt „Humanismus“ „Das Menschliche“ und verweist auf eine Haltung, die von der Würde des Menschen geprägt ist. Demnach geht es bei diesem Begriff um eine Denkrichtung, die Grenzen aufzeigt, wenn es um den Einsatz von technologischen Verfahren und KI geht. KI ist ein Teilgebiet der Informatik und befasst sich mit der Erforschung des intelligenten, menschlichen Verhaltens. „Ein System ist dann intelligent, wenn es selbständig und effizient Probleme lösen kann"(Mainzer 2016: 3). Demnach behaupten Transhumanisten, „dass wir mit technischer Hilfe bald 1000 Jahre alt werden können“ (Spiegel Wissen 3 2017: 10). Welche Auswirkungen dies auf das Gesundheitssystem und den Menschen haben könnte, bleibt nur zu erahnen. Um das Ausmaß zu erfassen, soll in dieser Arbeit noch auf den Begriff der Digitalisierung eingegangen werden.

„Selbst wir Menschen des Digitalzeitalters sind noch buchstäblich an unsere Finger gebunden: „Digital“ kommt vom lateinischen Wort „digitus“ für Finger.

In die biologische Überlebensmatrix des Menschen ist die Technik als Extension seines Körpers essentiell eingeschrieben. Die Krafterweiterung des Körpers durch Technik ist darum ein Instrument der Macht. Soziale Macht bedeutet die Kontrolle und das Wissen über die technische Macht ..."(Becker 2015: 71). „Zwar können neue Technologien die Machtverhältnisse revolutionieren und zu neuen Machtstrukturen führen, doch auch dann wird die neue Macht immer versuchen, die Technologie in ihrem Interesse einzusetzen“ (Becker 2015: 71).

„Im Falle der neuen Körper-Transzendenzphantasien bedeutet dies, dass Forschungen durch Machtverhältnisse stattfinden, die von Effizienz (Rationalisierung, Standardisierung und Beschleunigung) definiert werden“ (Becker 2015: 73).

Die Mechanismen dieser Macht zielen auf transparente, kontrollierbare, manipulierbare und beherrschbare Individuen ab (vgl. Becker 2015: 74). Im Zeitalter der Digitalisierung bietet die virtuelle Welt neue Dynamiken und Möglichkeiten. Deshalb muss im Netz besonders auf Datenschutz, Recht auf geistiges Eigentum und das Recht auf Löschung von Daten usw. geachtet werden, um einer Macht auf Manipulation und Überwachung entgegenzuwirken. Im Gesundheitsbereich soll daher auf die Entwicklung einer posthumanen Umgebung und posthumaner Roboter geachtet werden (vgl. Becker 2015: 74).

Hier ist der Begriff der Selbstbestimmung zu nennen, auf den in 4.1 näher eingegangen wird.

2.1.1 Denkweise

„Transhumanisten verfolgen unterschiedliche Ansätze, um der Unsterblichkeit näher zu kommen" (Spiegel Wissen 2017/3: 10). Doch auch die Möglichkeit, sich das Leben im Alltag zu erleichtern ist Antrieb genug, sich für KI einzusetzen. Transhumanisten haben die Vorstellung sich selbst zu göttlichen Wesen zu machen. Dabei versuchen sie ihre Angst vor dem Tod zu verbergen und suchen Unsterblichkeit in einem bestimmten Weltbild oder einem Roboter (vgl. Spiegel Wissen 2017/3: 10). Der Transhumanismus findet auf vielen Bühnen der Welt wie China, Deutschland oder USA statt. Menschenverbesserung, Selbstoptimierung und Selbstüberwindung sind Eigenschaften die dem Menschen in seiner ursprünglichen Erscheinungsform zum Verhängnis werden können, indem er sich selbst, seine Autonomie und seine Würde abschafft (vgl. Hansmann 2015: 8). „Wichtige Protagonisten des jüngsten transhumanistischen Projekts prognostizieren mit Nachdruck ..., dass im Jahr 2045 das Konstrukt der „Singularität" in hybriden Gestalten der Verschmelzung von Mensch und Maschine ... in Erscheinung tritt" (Hansmann 2015: 23). Unter Singularität versteht man verschiedene Theorien, die in der Zukunftsforschung zusammengefasst werden. Es beschreibt einen Zeitpunkt, bei dem sich Maschinen mittels KI schnell selbst verbessern und damit die Beschleunigung des technischen Fortschritts für die Zukunft der Menschen nicht mehr vorhersehbar ist. Die Kernaussage ist, dass es um digitale Vernetzung aller technologischen Singularitäten geht, wodurch die Steuerung zentral oder dezentral erfolgt und die Informationen gezielt adressiert werden (vgl. Hansmann 2015: 27). Diese populäre Bewegung der Technik wird unsere Welt verändern und damit auch die Menschen in ihrer Gesellschaft und Gemeinschaft. Denn, wie es scheint, werden Geburt und Tod verhandelbar. Das Lebensende soll zunächst verschoben, der Lebensverlauf geplant und gestaltet werden, mit dem Ziel, Sterben und Tod abzuschaffen. Somit soll die Geburt und der Tod nach belieben gestaltbar sein. Aus sozialpsychologischer Perspektive betrachtet, soll die eigene Kontrolle, der Angst vor dem Sterben entgegenwirken (vgl. Bauer 2007: 183-184). Es wird impliziert, dass Sterben nur noch ein technisches und wissenschaftliches Problem sei, das in 20 bis 50 Jahren behoben sein wird (vgl. Krüger 2004: 401). Demnach zielt das transhumanistische Versprechen auf die Verbesserung unseres irdischen Daseins. Kurzum sind trotz des immensen Fortschritts in der Wissenschaft und Technik die Menschen zurückgeblieben. Dieser Zustand soll überwunden werden, indem Informationstechnologien optimiert werden.

Selbst Nietzsche sprach von einem „Übermenschen“, der künstliche Natur als höherwertiger einschätzt und alles Denken als Lüge abqualifiziert (vgl. Hansmann 2016: 22-23). Verschiedene Forschungsansätze zeigen u. a., dass Gentechnik zur Beeinflussung des Genmaterials und Wissenschaften auf kognitiver Ebene zur Erschaffung von künstlichem Bewusstsein und zur „Erweiterung des menschlichen Geistes durch Kopplung des Gehirns an externe oder implantierbare Computer“ aus Sicht des Transhumanisten vorangetrieben werden müssen (Hilt et al. 2010: 152). Denn die Lösung liege darin, Bewusstsein auf externe Medien zu speichern, um so Unsterblichkeit zu erreichen (vgl. Hilt et al. 2010: 152). Inspirierend ist der Gedanke den Transhumanismus mit dem Humanismus zu verbinden und so zum Wohl der Menschheit beizutragen (vgl. Hansmann 2016: 30).

2.1.2 Grenzen menschlicher Möglichkeiten

Die Menschen haben es in der Hand, wie viel Digitalisierung sie in der Welt zulassen wollen. Der wirksamste Schutz vor einem Zeitalter der Technik, in einer Welt, die sich so schnell verändert, dass es keinen Sinn macht lebenslang zu arbeiten, ist Aufklärung und Information (vgl. Der Spiegel 36/ 2016: 18).

„Sebastian Thrun, einer der Vordenker im Silicon Valley“, ... hat eine Vorstellung davon, welche Potenziale in künstlicher Intelligenz stecken“ (Der Spiegel 36/2016: 18). Macht beispielsweise ein Autofahrer einen Fehler, lernt nur er daraus, wenn aber ein Roboter einen Fehler macht, teilen sie die Erfahrung und wiederholen nie wieder diesen Fehler (vgl. Der Spiegel 36/2016: 18). Dies zeigt uns, dass Menschen eine natürliche Grenze vor Möglichkeiten haben, Roboter aber nicht. Demnach ist im gesundheitlichen Bereich, wo wir mit kranken Menschen Kontakt haben, ein sensibler Umgang mit Technik und künstlicher Intelligenz notwendig, da hier menschliche Gefühle vorhanden sind.

Da Menschen jedoch fehlerbehaftet sind, kann Medizintechnik und künstliche Intelligenz dazu beitragen, die Qualität und Effizienz zu erhöhen. Alleine die Schnelligkeit mit der ein Computer im Vergleich zu einem menschlichen Gehirn arbeitet, ist enorm viel höher. Da Schnelligkeit in Notfällen der Medizin oft gefragt ist, dürfte klar sein, dass hier ein Mensch nicht mehr mithalten kann und eine Unterstützung durch Maschinen eine gute Lösung bietet. Maschinen mit künstlicher Intelligenz können eine unbegrenzte Zahl an Fällen im „Gedächtnis“ abrufen. Diese Technologie nennt sich „Deep Learning“. Es bedeutet soviel wie tiefgehendes Lernen und findet als Optimierungsmethode in künstlich neuronalen Netzen statt.

Eine weitere Grenze ist für den Menschen der Tod. Transhumanisten suchen die Unsterblichkeit und sind nahe daran, mit technischer Hilfe die Lebenserwartung deutlich höher auszudehnen, als bisher möglich (vgl. Spiegel Wissen 3/2017: 10). Sie teilen die Überzeugung, dass die menschliche Lebensform, wie wir sie heute kennen, überschritten ist und verbessert werden kann, um sich weiterzuentwickeln (vgl. Heilinger 2010: 44). Die Maschine erledigt viele Dinge mühelos, was für den Menschen schwierig ist. Andere Dinge, die den Maschinen schwer fallen, sind für Menschen einfach. Demnach kann ein Mensch viel besser trösten, ist feinfühliger und verfügt über soziale Kompetenz, die ein Computer oder eine Maschine nicht besitzt oder zumindest bisher nicht ausreichend emotional, wie ein Mensch, darstellen kann. So kommt man zu der Schlussfolgerung, dass ein Miteinander von Mensch und Maschine das Leben der Gesellschaft optimiert oder es im schlimmsten Fall auslöscht, wenn man an das Szenario der Singularität denkt.

3 Künstliche Intelligenz in der Medizin

Zweifellos stehen wir vor einer Epochenschwelle, die grundlegende Veränderungen für unsere Gesellschaft mitbringt, da die Digitalisierung unsere Zukunft technologisch prägt. Neben der Gen- und Reproduktionstechnologie und der Nanotechnologie wird die Informations- und Kommunikationstechnologie eine wichtige Rolle spielen. Dadurch wird erneut die Frage der Identität des Menschen oder was denn der Mensch sei, gestellt. Demnach steht die Gesellschaft heute vor der Entscheidung, die technische Zukunft Deutschlands im Gesundheitssystem zu realisieren und zu revolutionieren (vgl. Bamme' 2014: 144).

Diesen Herausforderungen begegnen wir in Wissenschaft, Politik und Wirtschaft. Zwischen Mensch und Maschine wird einerseits das Leben mit all seinen Emotionen, Leidenschaften und Erfahrungen gestellt und andererseits eine Maschine (vgl. Bamme' 2014: 148). Durch den Einsatz von KI in der Medizin stehen wir vor genau dieser Herausforderung, dem Menschen mit seinen Emotionen noch gerecht zu werden und dabei das Menschliche nicht zu übersehen oder zu vergessen, aber dennoch die Technik in ausreichendem Maße zu nutzen.

3.1 Technologie in einer alternden Bevölkerung

3.1.1 Entwicklung in den letzten 80 Jahren

Künstliche Intelligenz unterlag zunächst einem Reifungsprozess und begann in den Jahren von **1943-1955**, als Warren McCulloch und Walter Pitts ihre erste Arbeit darüber veröffentlichten. Hierbei ging es um die Erkenntnis, dass durch die Stimulation von Neuronen ein künstlicher Zustand von „an" und „aus" programmiert werden konnte. Sie zeigten, dass jede Funktion von verbundenen Neuronen berechnet und logisch verknüpft werden, um durch einfache Netzstrukturen implementiert zu werden (vgl. Russell 2012: 39). „McCulloch und Pitts behaupteten außerdem, dass definierte Netze lernfähig seien" (Russell 2012: 39).

1950 bauten zwei Studenten den ersten Netzcomputer. Die vielleicht einflussreichste Vision war von Alan Turing (vgl. Russell 2012:40). „Bereits 1947 hielt er Vorträge zum Thema ... und führte den Turing-Test, Maschinenlernen, genetische Algorithmen und Reinforcement-Lernen (verstärkendes Lernen) ein" (Russell 2012: 40). Er schlug vor, ein Programm zu erzeugen, das kindliche Intelligenz nachbildet (vgl. Russell 2012: 40). Im Sommer **1956** gab es zehn Teilnehmer, die eine zweimonatige Untersuchung zum Thema künstliche Intelligenz durchführten.

Dabei wurde abgebildet, wie Maschinen Sprache verwenden können, Abstraktionen und Konzepte bilden, Probleme lösen und sich selbst verbessern. Ab hier wurde offiziell der Begriff der künstlichen Intelligenz geprägt (vgl. Russell 2012: 40).

1995 bis heute haben sich intelligente Agenten entwickelt in einer Umgebung wie dem Internet. KI-Technologien sind in vielen Suchmaschinen, Websites und Empfehlungssystemen vorhanden. Heute weiß man, dass sensorische Systeme keine zuverlässige Information liefern können. Deshalb müssen Unsicherheiten kompensiert werden. Folglich versuchen Wissenschaftler Maschinen, die denken, lernen und kreativ sein können, herzustellen. Sie haben das Bestreben, KI auf menschlicher Ebene zu entwickeln. Hierfür sind große Datenbanken erforderlich (vgl. Russell 2012: 51).

Heute kann die künstliche Intelligenz viele Bereiche abdecken. Zum einen gibt es führerlose Roboterautos, die Verkehrsregeln beachten und möglichen Zusammenstößen mit anderen Verkehrsteilnehmern entgehen. Zum anderen gibt es Spracherkennung wie z.B. eine automatisierte Sprachansage, autonomes Planen und Zeitplanen, Computerspiele, Spam-Bekämpfung und logistische Planung (vgl. Russell 2012: 52-53). Die medizinischen Erfindungen werden nachfolgend unter 3.2.2 vorgestellt.

Vor dem kulturellen Hintergrund sollen alle beteiligten Wissenschaften genannt werden. Angefangen bei den Philosophen, die KI wahrnehmbar machten, indem sie Theorien aufstellten. Mathematiker stellten Aussagen, berechneten und benutzten Algorithmen. Wirtschaftswissenschaftler trafen Entscheidungen und Neurowissenschaftler entdeckten Fakten. Auch Psychologen und Computertechniker hatten ihre Daseinsberechtigung. Durch die Anwendung von wissenschaftlichen Methoden, ist KI in den letzten zehn Jahren schnell vorangekommen. Die KI fand mit anderen Disziplinen eine gemeinsame Grundlage (vgl. Russell 2012: 55).

3.1.2 Rolle des Qualitätsmanagements

Wenn Pflege durch KI und Digitalisierung unterstützt werden soll, ist besonders auf die Erfüllung von Qualitätskriterien zu achten, da der Mensch das höchste Gut darstellt. Grundsätzlich muss unterschieden werden zwischen Medizinprodukten, die einer DIN Norm unterliegen und Nicht-Medizinprodukten, wie Computer oder Robotern (vgl. Gärtner 2014: 99).

Beide Systeme dürfen für den Menschen keine Gefahr verursachen. Dies bedeutet, dass diese Geräte nur in Verbindung mit einer verantwortlichen Fachkraft verwendet werden dürfen, wie z.B. einer Pflegefachkraft oder einem Medizintechniker, der die Sicherheit der Produkte prüfen kann. Es darf für den Patienten zu keinem Risiko, z.B. durch nicht eingewiesene Fachkräfte in technische Geräte, kommen. Die Verantwortlichkeiten, Sorgfaltspflichten und die Haftungsmaßstäbe müssen geklärt werden, um eine hohe Qualität zu gewährleisten (vgl. Hagemann 2017: 168).

Qualität in der Pflege wird durch Standardisierungen und das Einsetzen von Kontrollsystemen erreicht. Mit informationstechnologischen Möglichkeiten kann durch Erfassung, Überwachung und Auswertung von Daten der Pflegeprozess in der Pflegearbeit unterstützt und genutzt werden, was im Gesundheitsbereich von Interesse ist, um effizient und kostensparend zu agieren (vgl. Manzei 2009: 38-53). Pflege wird somit durch die Überführung in Computersysteme mess- und kontrollierbarer. Standardpflegepläne werden verwendet, um dem elektronischen Pflegedokumentationssystem nachzukommen, mit der Folge, dass pflegerische Tätigkeiten nicht mit der Realität übereinstimmen. Dies liegt darin begründet, dass individuelle Situationen mit dem Patienten nicht immer in Standardpläne implementiert werden können, was zur Folge hat, dass sich die Beziehungs- und Interaktionsarbeit im digitalen Prozess kaum abbilden lässt (vgl. Hagemann 2017: 207-208). Dennoch ist durch die ständige Weiterentwicklung von wissenschaftlich gestützten Klassifikations- und Diagnostiksystemen eine Sicherstellung von Qualität möglich. So ist es heute üblich computergestützte Pflegediagnostik zu betreiben und die Pflege dadurch professionell, qualitativ hochwertig und wissenschaftlich zu machen. Doch auch der Gesetzgeber und der Markt stellen Anforderungen an ein Qualitätsmanagementsystem (QMS). So werden Medizinprodukte von Zertifizierungsstellen überprüft um am Markt einen wirksamen Einsatz zu gewährleisten (vgl. Kramme 2017: 80). Die Produktqualität, z.B. eines Pflegeroboters, ist entscheidend hinsichtlich Akzeptanz und Bedarf des Produktes (vgl. Kramme 2017: 86). Mit Qualitätsmanagement soll demnach sichergestellt werden, dass die Anforderungen der Kunden erfüllt werden. Zusammenfassend kann festgestellt werden, dass die Integration von Informationstechnik (IT), Medizintechnik und die Vernetzung derer ein Schritt in die Zukunft ist, um konkurrenzfähig zu bleiben. Daten werden zwischen den Systemen austauschbar und liegen als standardisiertes Format vor. Sicherheitskonzepte und Ausfallszenarien passen sich an neue Gegebenheiten an, sodass Lücken aufgedeckt und Risiken minimiert werden (vgl. Kramme 2017: 756). Damit verbessert sich die Behandlungsqualität, z.B. durch schnellere Diagnostik, kürzere Behandlungsdauern und eine hochwertige Verfügbarkeit der Behandlungsdokumentation. Das Vermeiden von Fehlern bei der Datenübertragung und die bessere Informationsversorgung der Patienten spricht für sich. Dies konnte im Rahmen einer Wirtschaftlichkeitsanalyse nach einer Fusion von IT und Medizintechnik im Bereich Endoskopie eines Krankenhauses ermittelt werden. Die Analyse zeigt, dass durch Prozessoptimierung und Kapazitätseinsparung sowie die Vernetzung von Medizintechnik und Software ein Gesamtkonzept geschaffen wurde, das den Alltag der Kliniken und Altenheime effektiv unterstützt (vgl. Kramme 2017: 758).

3.1.3 Verbrauchernachfrage in Deutschland, China und USA

In Deutschland ist die Entwicklung von KI bisher noch von wirtschaftlichen Interessen geleitet. Doch die Entwicklung von Maschinen mit menschenähnlichen Fähigkeiten schreitet voran. Sie ist jedoch nur dann von Interesse, wenn ein finanzieller Vorteil durch geringere Kosten gegenüber dem Menschen vorliegt. Davon sind wir in Deutschland noch weit entfernt (vgl. Vowinkel 2006: 175). In Saudi Arabien hat ein humanoider Roboter mit Namen Sophia vor kurzem die Staatsbürgerschaft erlangt. Sie antwortete auf Fragen eines Moderators sehr souverän, wie über ein Video, im Literaturverzeichnis nachgewiesen ist (vgl Businessinsider.de 2018).

Die Nachfrage nach künstlicher Intelligenz ist in Deutschland, China und USA steigend. Politisch werden in Deutschland bereits Vorbereitungen getroffen, um die riesigen Datenmengen der Computer zum Menschen zu bringen. In Bezug zum Gesundheitssystem ist ein hoher Bedarf an künstlicher Intelligenz vorhanden, doch die Voraussetzungen für den Einsatz sind häufig noch nicht dafür geschaffen. So fehlen noch Breitbandnetze für die riesigen Datenmengen und Gesetze zur Umsetzung und Implementierung der Technik.

Das Fraunhofer Institut für angewandte Informationstechnik FIT, forscht bereits seit vielen Jahren im Bereich der künstlichen Intelligenz, Medizintechnik und der Assistenzsysteme. So gibt es bspw. einen passgerechten Coach für Mensch und Maschine. Die am Fraunhofer IAO im Projekt APPsist entwickelten KI-Assistenten stellen sich automatisch auf den Unterstützungsbedarf des einzelnen Mitarbeiters ein, so dass sich menschliche und künstliche Intelligenz jederzeit sinnvoll ergänzen (Fraunhofer Institut, 2018).

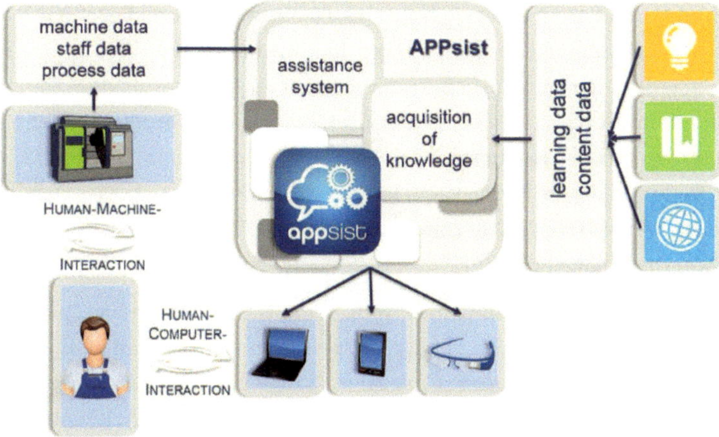

Abbildung 3: Fraunhofer Institut für angewandte Informationstechnik FIT, Projekt Appsist
(vgl. Kognitive Maschinen – Künstliche Intelligenz 2018)

In dem aufgezeigten Projekt wird ersichtlich, dass der Bedarf für KI, Medizintechnik und Assistenzsysteme im Gesundheitswesen in Deutschland gegeben ist, in vielen Bereichen darin geforscht wird und der Einsatz bereits erfolgt.

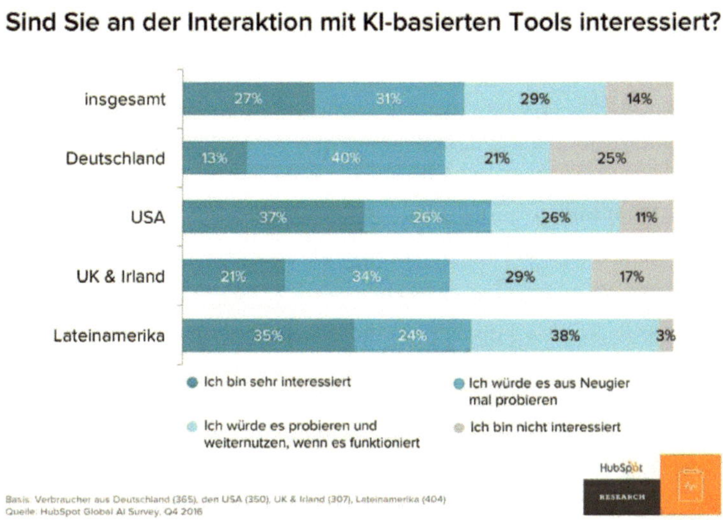

Abbildung 4: HubSpot Global Al Survey 2016
(vgl. manage it IT-Strategien und Lösungen 2017)

Aus einem Bericht des manage it-Magazins, IT – Strategien und Lösungen, geht hervor, dass die Akzeptanz der künstlichen Intelligenz bei den Verbrauchern steigt (vgl. manage it). Verbraucher sind weltweit immer häufiger dazu bereit, Anwendungen mit künstlicher Intelligenz einzusetzen: 58 % der Studienteilnehmer sind sehr interessiert oder neugierig, 29 % hätten Interesse, wenn die Qualität stimmt. Nur 14 % der Befragten haben keine Intentionen. Auffallend ist, dass Deutsche den KI-basierten Tools skeptischer gegenüberstehen als Verbraucher aus den USA oder Lateinamerika (manage it).

Die Verbrauchernachfrage in China strebt an die Weltspitze. So hat China vor, Mikrosoft, Google und andere Technologieunternehmen in ihr Land zu holen, um gemeinsam an KI zu forschen und zu arbeiten. Hier gibt es jedoch Bedenken, dass USA und Deutschland mit der Geschwindigkeit Chinas nicht mithalten können (vgl. GTAI Germany Trade & Invest). Es finden jedoch bereits Kooperationen zwischen den einzelnen Ländern statt, so dass hier eine globale Zusammenarbeit zu verzeichnen ist.

Zusätzliche Sorgen bereiten ausländischen Firmen derzeit neue gesetzliche Regelungen zur Cybersicherheit, die im Juni 2017 in Kraft traten. Diese zwingen Firmen in bestimmten Fällen dazu, Daten in China zu speichern, Quellcodes offen zu legen und bestimmte, von der Regierung zugelassene IT-Hardware zu nutzen (GTAI Germany Trade & Invest).

Trotz einiger Skepsis ist im Zeitalter der Globalisierung ein funktionierender Wettbewerb für die Gesundheitswirtschaft wichtig, da Trends nicht verschlafen werden dürfen, sondern als Treiber des Gesundheitssystems fungieren sollen.

3.2 Medizintechnik

Medizintechnik wirkt sich zunehmend auf die medizinische Versorgung aus. Durch immer schnellere Innovationen zeichnen sich starke Veränderungen in Therapie und Diagnostik aller Fachdisziplinen ab. Unser Gesundheitswesen ist ohne Medizintechnik nicht mehr denkbar. Wie bereits in 3.1.1 aufgeführt, zeigt die Medizingeschichte, dass die technische Entwicklung mit dem wissenschaftlichen Fortschritt zusammenspielt (vgl. Kramme 2017: 3). Der Fortschritt zur digitalen Technik hält neue Dimensionen bereit.

Technik suggeriert der Medizin, dass es als Mittel für kranke Menschen eingesetzt werden kann und damit wird das Denken des Arztes infiltriert. Das heißt, dass ein Arzt, der nur auf Technik baut, davon ausgeht, dass die Probleme der Medizin technisch lösbar sind. Damit wird vorausgesetzt, dass alles machbar ist und alle Probleme lösbar sind. Doch gerade im Bereich der Reproduktionsmedizin ist das nicht so. Hier soll mit Technik Hilfe zur Reproduktion geleistet werden, die jedoch nicht auf die Sinnkrise der betroffenen Menschen eingeht. Hier könnte eher auf neue Lebensperspektiven gesetzt werden als auf Technik. Zum Beispiel wird Frauen vermittelt, dass durch Technik jede Frau schwanger werden kann. Bleibt sie unfruchtbar wird impliziert, dass man nicht genug dafür getan hat oder nicht genug investiert hat.

Somit kann sich der Mensch kaum dem Sog entziehen, der durch die Technik entsteht. Dies muss immer im Blick behalten werden (vgl. Kramme 2017: 8). Denn Technik kennt keine Grenzen, was sich zum Beispiel an der Forschung mit Embryonen zeigt. Daraus geht hervor, dass die technische Methode blind geworden ist, da nicht mehr an die Grenze des moralisch Vertretbaren gedacht wird. Demnach muss Verantwortung für ein menschliches Maß übernommen werden. Gerade hier zeigt sich, dass das „Je schneller, desto besser" nicht hilfreich ist.

In 4.1 wird auf die ethischen Besonderheiten durch Technik und künstliche Intelligenz eingegangen und Grenzen aufgezeigt (vgl. Kramme 2017: 9).

3.2.1 Definition

Medizintechnik verbindet die Fachgebiete Medizin und Ingenieurwissenschaften. Dabei soll technisches Wissen auf medizinische Therapien, auf Methoden, die Pflege, Rehabilitation und andere Gebiete übertragen werden. Als Ziel sind optimale Behandlungsergebnisse und die Erleichterung der Arbeit für medizinisches Fachpersonal gewünscht (vgl. flexikon.doccheck.com).

3.2.2 Einsatz technologischer Verfahren

Bereits Einzug in die Kliniken haben Geräte wie z.B. Computertomografen, Magnetresonanztomografen, Geräte zur Messung von Gehirnströmen, dynamische Mikro-Roboter mit Greifarmen, Echokardiografen, Herzkatheter sowie 3D-Drucker von Hightech-Materialien gehalten (vgl. Kramme 2017: 4). Dies ist nur ein kleiner Anteil von Produkten aus der Medizintechnik.

Die Medizin erlebte in vergangener Zeit einen noch nie gesehenen Datenzuwachs. Abläufe in Krankenhäusern und Altenheimen sind digitalisiert worden, medizinische Geräte sammeln Daten und Versicherungen, Gesundheitsämter sowie andere Gesundheitseinrichtungen sind miteinander vernetzt. Diese Menge an Daten als auch die Möglichkeit, sinnvolle Informationen aus dem Wissen zu ziehen, nennt man Big Data. Selbstlernende Computer, wie „Watson Health“ von IBM, analysieren Forschungsbeiträge und Krankengeschichten von Patienten, um Therapievorschläge zu machen. Sie errechnen Wahrscheinlichkeiten und stellen Zusammenhänge her, die Forscher unterstützen können (vgl. IBM Watson Health geht an den Start). Dadurch verändert sich die Medizin von einer reaktiven Haltung zu einer stärker vorhersagenden und vorbeugenden Rolle. Doch zu den Herausforderungen von Big Data zählen Datenschutz, Selbstbestimmung, Fragen der Ethik und der IT-Sicherheit. Die technische Machbarkeit erfordert kompatible Systeme in Krankenhäusern, Altenheimen, Praxen und Versicherungen. Erst wenn sie vorhanden sind, kann aus Big Data Nutzen entstehen. IBM hat einen neuen Geschäftsbereich IBM Watson Health gegründet. Ziel ist es, die Qualität und Effektivität personalisierter Medizin und allgemeiner Gesundheitsvorsorge nachhaltig zu verbessern. „Technologische Basis ist die neue Watson Health Cloud als offene und sichere Plattform für den Austausch zwischen Medizinern, Versicherern und weiteren Akteuren des Gesundheitssektors“ (IBM Watson Health geht an den Start).

Damit der Umgang mit digitalisierten Daten von Menschen im Gesundheitssektor sicher ist, werden solche Systeme benötigt.

Im Mai 2016 startete ein Projekt, überwiegend durch die BMBF finanziert, in dem eine Pflegebrille zur Unterstützung Pflegender entwickelt wird. Da die Belastung von Pflegenden besonders hoch ist, soll ein Kommunikationsmedium zwischen Pflegekräften und pflegenden Angehörigen, vor allem für den häuslichen Intensivpflegebereich gefunden werden. Durch das Entwickeln einer Datenbrille sollen Angehörige in den Pflegeprozess miteingebunden werden. Die „Pflegebrille“ stellt eine Kommunikationsschnittstelle zwischen unterschiedlichen Kompetenzen der Beteiligten dar. Sie soll den Nutzern individuelle Anleitungen und Informationen zu den Pflegeprozessen liefern. Dabei kann auf die Pflegedokumentation zugegriffen werden. Die Entwicklung ist von dem Gedanken geleitet, nicht zu einer Entmenschlichung der Pflege beizutragen, sondern die Selbstbestimmung und Lebensqualität der Pflegebedürftigen zu fördern, mehr Freiraum sowie zwischenmenschliche Beziehungen zu eröffnen und Pflegende zu unterstützen (vgl. Pflegebrille – Mensch-Technik-Interaktion 2018).

„Durch die Pflegebrille können sich alle an der Pflege Beteiligten über den aktuellen Stand der Betreuung und den Zustand des Patienten informieren und auf Basis von Anleitungen kompetent pflegen. So werden Kommunikationshürden abgebaut, und das Potenzial aller Pflegenden kann bestmöglich genutzt werden“ (Pflegebrille – Mensch-Technik-Interaktion 2018).

3.2.3 Anwendungsbereiche der künstlichen Intelligenz/Roboter

Im Gesundheitswesen wird künstliche Intelligenz bereits in vielen Bereichen angewendet. Denken wir z.B. an den Da Vinci Operationsroboter, der sehr präzise und genau operieren kann. Oder an impulsgebende Herzschrittmacher, die in der Herzchirurgie schon seit vielen Jahren mit großem Erfolg verwendet werden. Auch Spracherkennungsprogramme werden bereits von gehbehinderten Menschen im häuslichen Bereich genutzt. Smartphones stellen die Verbindung zwischen Mensch und Maschine her und bilden unaufhaltsam eine digitale Vernetzung (vgl. Hansmann 2015: 27).

Diese neuen technischen Errungenschaften basieren auf Kommunikations- und Informationstechnologien, der Elektronik oder der Robotik.

3.3 Roboter in Krankenhäusern und Altenheimen

In zahlreichen Entwicklungsländern und Industrienationen altert die Bevölkerung rasch. In USA, China und in Deutschland werden die Senioren länger leben und daher eine Unterstützung im gesundheitlichen Bereich brauchen. Wenn aufgrund der niedrigen Geburtenjahrgänge nicht ausreichend medizinisches und pflegerisches Fachpersonal ausgebildet wird, kommt es zu einer noch stärkeren Ausprägung des Fachkräftemangels aufgrund der demografischen Schieflage, die der Robotik und der künstlichen Intelligenz eine große Chance beschert. In Japan fehlen bereits heute in der Altenpflege mindestens 700.000 Arbeitnehmer (vgl. Ford 2016: 189). In Deutschland gibt es bereits technische Assistenzsysteme in Krankenhäusern und Altenheimen. Serviceroboter unterstützen bei mühsamen Tätigkeiten und helfen Kranken und Alten selbstbestimmt und unabhängig zu leben.

In Tübingen wurde ein Zentrum für künstliche Intelligenz eröffnet. Dort gibt es ein Trainingsgelände, auf dem Roboter trainieren. Eine Sensation ist der 4D-Scanner, der den gesamten Körper in Raum und Zeit aufnehmen kann. Aus diesen Aufnahmen kann eine dreidimensionale virtuelle Gestalt entstehen, als Stellvertreter des Menschen (vgl. Süddeutsche Zeitung 2017).

In USA arbeiten Roboter bereits als Anwälte im Fachbereich Insolvenzrecht. Ross, heißt die intelligente Maschine, die eine Milliarde Dokumente durchsucht, um in hoher Geschwindigkeit die Antwort zu liefern. In ein paar US-Kanzleien ist er bereits im Einsatz. Er wurde von IBM entwickelt und nach dem früheren IBM-Chef Watson benannt. Watson ist als eine riesige Datenbank bekannt, die stets dazulernt und nichts vergisst. Der Mensch kann hier nicht mithalten (vgl. Der Spiegel

36/2016: 10). Diese Datenbanken sind auch bereits in amerikanischen Kliniken vertreten. „Anfang des Jahres eröffnete in San Francisco eine Arztpraxis, die sich von der Konkurrenz nicht nur mit moderner Ausstattung abhebt, sondern auch durch ein innovatives Abo-Modell, bei dem ein Fixbetrag den unlimitierten Zugang zu den Ressourcen der Praxis ermöglicht" (Trends der Zukunft 2017).

Im Hinblick auf das amerikanische Gesundheitssystem, in dem nicht für jeden Menschen eine Krankenversicherung möglich ist, bietet dieser Ansatz eine interessante Möglichkeit, auch wenn sich das Angebot eindeutig an die wohlhabendere Bevölkerung richtet (vgl. Trends der Zukunft 2017).

In China, USA und Deutschland existieren völlig unterschiedliche Gesundheitssysteme, wobei sich diese Arbeit auf die Begebenheiten in Deutschland konzentriert.

Betrachtet man sich den deutschen Gesundheitsmarkt, ist es möglich, durch den Einsatz von Pflegerobotern und künstlicher Intelligenz dem demografischen Wandel und den dadurch entstehenden Problemen entgegenzuwirken.

Das statistische Bundesamt prognostiziert im Jahre 2010 einen Anstieg der Pflegebedürftigen 2020 auf 2,9 Mio. Menschen und 2030 auf 3,4 Mio. Menschen (vgl. statistisches Bundesamt 2010: 27). Doch der demografische Wandel hat nicht nur zu einem Anstieg der älteren Menschen geführt, sondern auch zu niedrigeren Erwerbstätigenzahlen, was für die Finanzierung der Rente problematisch ist. Während 2008 noch von durchschnittlich drei Arbeitnehmern die Rente finanziert werden musste, sind es 2030 zwei Arbeitnehmer (vgl. Bundesregierung 2011: 5). Zudem sinken dadurch die Steuereinnahmen, Renten-, Kranken- und Sozialversicherungsbeiträge. Demnach kommt es im Bereich der Pflege zu einer Ressourcenverknappung was bewirkt, dass weniger Geld für den einzelnen Pflegebedürftigen zur Verfügung stehen wird. Prognostiziert man nun einen Anstieg der Pflegebedürftigen, dürften auch die Kosten im Bereich der stationären Pflegeplätze ansteigen und zu einem erhöhten Bedarf an Pflegekräften führen. Da bereits heute ein Mangel an Pflegekräften besteht, müssen neue Pflegekraftstellen geschaffen werden, um die Anzahl der pflegebedürftigen Menschen zu bewältigen. Hier kann das Potenzial der Roboter genutzt werden und die Arbeitskraft der Maschinen in der Pflegepraxis eingesetzt werden. Zu den Nutzergruppen gehören die Patienten und das Pflegepersonal. Durch den Einsatz von Robotern soll die Selbständigkeit der Patienten erhöht und die Pflegebedürftigkeit verringert werden. Diese Roboter sollen die Pflegekräfte nicht ersetzen, sondern bei körperlich schweren Arbeiten unterstützen. Dadurch sollen Pflegekräfte mehr Zeit für medizinisch-pflegerische und psycho-soziale Betreuung der Patienten haben.

3.3.1 Spezifizierung

Der Begriff Roboter beschreibt eine technische Apparatur, die dazu dient, menschliche Arbeit zu verrichten. Sie können dabei ortsfest oder mobil sein. Dabei werden sie von Computerprogrammen gesteuert. Damit können sie Handhabungs- und Fertigungsaufgaben vollautomatisch ausführen (vgl. Mainzer 2010: 89).

„Die etymologische Bedeutung des Wortes Roboter verweist bereits auf die Dienstleisterrolle". „Aus dem spätmittelhochdeutschen *robat* [Herv. d. Verf.] stammt das heute nicht mehr übliche Wort *Robot* für Frondienst, gleichbedeutend mit dem tschechischen Wort *robota* [Herv. d. Verf.] in sprachlicher Verwandtschaft mit dem polnischen Wort *robota* [Herv. d. Verf.] für Arbeit" (Mainzer 2010: 89).

3.3.2 Zukunftstechnologie

Einige Zukunftsforscher gehen davon aus, dass wir auf eine Welt zusteuern, in der sich der Tod erledigt hat (vgl. Spektrum Spezial Biologie Medizin Hirnforschung 3.17: 73). Doch bis diese Zukunftsszenarien Wirklichkeit werden, beschäftigen wir uns mit der bisher möglichen Technik und künstlichen Intelligenz. Bereits in vielen Kliniken und Altenheimen wird mit Robotern jeglicher Art gearbeitet. So findet z.B. der Operationtsroboter „Da Vinci" häufig Einsatz in den Kliniken, ebenso wie elektronische Dokumentationssysteme, die eine Vernetzung unterschiedlicher Funktionsbereiche und sogar Institutionen möglich macht. Die digitale Diagnostik hat in der Radiologie Einzug gehalten. Computer erkennen Bilder und können sie interpretieren. Dadurch braucht man keinen Facharzt mehr, um am Herzen oder im Gehirn Tumoren oder andere Defekte zu identifizieren.

Es wird an einer Software gearbeitet die Hautkrankheiten erkennt. Hier ist die Idee, dass ein Patient sich eine App „Lifespot Skin" auf sein Smartphone lädt, die Hautstelle fotografiert und das Bild ins System sendet. Dort wird es mit anderen Mustern aus der Datenbank abgeglichen. Der Computer rechnet nun aus, mit welcher Wahrscheinlichkeit eine Krankheit vorliegt (vgl. Der Spiegel 36/2016: 15). Dieses „Jahr soll „Lifespot Skin" auf den Markt kommen" (Der Spiegel 36/2016: 15). Auch in der Pathologie kann man bereits aufwendige Prozesse zur Untersuchung auf Gebärmutterhalskrebs in automatisierte Bildsysteme überleiten. Diese Bildsysteme werden von BD produziert, einem Medizintechnikhersteller aus New Jersey, dessen Bildsoftware Objektträger für auffällige Zellen untersucht und rasch Gebiete erkennt, die sich menschliche Experten näher ansehen sollten. Dadurch wird die Auswertungs- und Bearbeitungszeit halbiert und die Effizienz erhöht (vgl. Ford 2016: 186). Es gibt bereits Roboter, die Senioren anheben und bewegen können, was die körperliche Belastung des Pflegepersonals deutlich reduziert.

Da diese Maschinen noch sehr teuer sind und sehr schwer, werden sie überwiegend in Krankenhäusern und Altenheimen eingesetzt. Bisher können die Roboter in Altenheimen noch nicht viel. Es bleibt eine Herausforderung, einen günstigen und gleichzeitig geschickten Roboter zu bauen, der Menschen bei der Körperpflege oder ähnlichem helfen kann. Forscher der Georgia Tech haben einen Roboter entwickelt, der Patienten, die bettlägerig sind, waschen kann. Bis es aber so weit ist, dass ein bezahlbarer Multitasking-Roboter zum Einsatz kommt, dürfte noch viel Zeit vergehen (vgl. Ford 2016: 189-190).

In Japan hat die Regierung ein Programm aufgelegt, dessen Ziel es ist, günstige Roboter zu entwickeln, um Senioren und deren Pflegepersonal zur Hand zu gehen (vgl. Ford 2016: 190). „Zwei Drittel der Entwicklungskosten übernimmt dafür die Regierung" (Ford 2016: 190). Auch Innovationen wie Hybrid Assistiv Limb (HAL) – ein Exoskelett-Anzug, kann mit Hilfe von Sensoren Signale an das Gehirn abgeben und dadurch Menschen, die an den Rollstuhl gebunden sind, mit leistungsstarken Motoren beim Gehen unterstützen. Für die nähere Zukunft wird es im Pflegebereich größtenteils um Maschinen gehen, die assistieren, kommunizieren und überwachen (vgl. Ford 2016: 191).

Diese Beispiele zeigen, wie stark Digitalisierung und künstliche Intelligenz Einfluss auf unsere Berufsbilder nimmt.

3.3.3 Einfluss auf die Arbeitsmarktlage

Die Potenziale der digitalen Technik werden als fast unerschöpflich eingeschätzt. Bereiche des wirtschaftlichen, privaten und gesellschaftlichen Lebens werden erfasst und bieten Chancen für den Arbeitsmarkt. Dabei geht es um Arbeitsplatzverluste- und -gewinne, um das gesamte Gefüge des Systems im Sinne der digitalen Revolution (vgl. Vogler-Ludwig et al. 2016: 21).

Die Konzentration auf die Entwicklung und Vermarktung digitaler Technik, insbesondere im Gesundheitswesen, bietet Marktchancen zur Nutzung digitaler Technik, die in 3.2.3 bereits erwähnt wurden (vgl. Vogler-Ludwig et al. 2016: 23).

Auf Krankenhäuser und Altenheime bezogen, scheint es denkbar, dass Menschen die in wirtschaftlichen Bereichen als Folge des technischen Fortschritts ihren

Arbeitsplatz verlieren, dadurch stattdessen eine Anstellung im Krankenhaus oder im Altenheim erhalten können, um dem Fachkräftemangel dort entgegenzuwirken (vgl. Ford 2016: 191).

In den folgenden Tabellen 1 und 2 sollen die starkgefährdeten und die weniger gefährdeten Berufe aufgezeigt werden, die durch die Automatisierung betroffen sind.

Beruf	derzeit Beschäftigte in Millionen
Büro-, Sekretariatskräfte	2,7
Verkauf	1,1
Gastronomieservice	1,0
Betriebswirtschaft, kaufmännisch	0,9
Post- und Zustelldienste	0,7
Küchenkräfte	0,7
Bankkaufleute	0,5
Lagerwirtschaft	0,4

Tabelle 1: Stark gefährdete Berufe
Wahrscheinlichkeit der Automatisierung von Berufen in den nächsten 20 Jahren von mindestens 70% (vgl. Der Spiegel 36/2016: 14, eigene Darstellung, Quelle: A.T. Kearney)

Beruf	derzeit Beschäftigte in Millionen
Kinderbetreuung, -erziehung	0,8
Gesundheits-, Krankenpflege	0,7
Aufsichts-, Führungskräfte	0,5
Maschinenbau, Betriebstechnik	0,4
Kfz-Technik	0,4
Einkauf, Vertrieb, Handel	0,3
Sozialarbeit, Sozialpädagogik	0,3
Altenpflege	0,3

Tabelle 2: Wenig gefährdete Berufe
Wahrscheinlichkeit der Automatisierung von Berufen in den nächsten 20 Jahren von unter 30% (vgl. Der Spiegel 36/2016: 14, eigene Darstellung, Quelle: A.T. Kearney)

Durch Digitalisierung erhöht sich vor allem der Bedarf an Informationstechnischen Berufen, wie z.B. Mechatronikern sowie Maschinen- und Fahrzeugtechnikern. Die Wahrscheinlichkeit, dass in Gesundheitsberufen eine Gefahr besteht durch digitale Technik ersetzt zu werden, ist gering, da Technik in der Pflege schon seit vielen Jahren ihren Platz hat. Mit technischen Assistenzsystemen, wie z.B. dem Rollator,

Beatmungsmaschinen und die elektronische Patientenakte unterstützt Technik die Pflegeabläufe und die Versorgung. Dadurch können Arbeitsabläufe in der Pflege optimiert werden und so zu höherer Effizienz beitragen. Ziel ist es, Mitarbeiter durch Technik in der Pflege von Routinearbeiten zu befreien, damit sie sich mehr dem Menschen widmen können. Physische Produkte verwandeln sich in fassbare Software. Durch die direkte Verarbeitung und Erfassung von Daten treten traditionelle Tätigkeiten in den Hintergrund. Dadurch verschwinden Berufe und der Bedarf an Arbeitskräften sinkt. Bezogen auf die Pflege ist die Wahrscheinlichkeit jedoch eher gering, dass Personal ersetzt wird. Vielmehr werden neue Aufgaben entstehen, die mit den bisherigen Tätigkeiten nichts gemein haben. So ist es z.B. möglich, dass der Mediziner der Zukunft gar kein Arzt mehr ist. Eine Software wird Teile der Arbeit übernehmen und so eine unbegrenzte Zahl von Patientenfällen abrufen können (Deep Learning), die Ärzte zu Experten in jedem Fachgebiet werden lassen (vgl. Der Spiegel 36/2016: 14-15).

Somit hat uns das Internet, die Computertechnik und Big Data eine völlig neue Zeiteinheit beschert. Das Zeitalter der Beschleunigung nennt Ray Kurzweil dieses Phänomen. Durch die verursachte Beschleunigung in der Digitalisierung und der globalen Vernetzung werden Entwicklungen begünstigt, die Unternehmen aus dem Gleichgewicht bringen können. Besonders in Bezug auf die Arbeitswelt, aber auch für die Persönlichkeitsentwicklung des Menschen. Die heutige Generation erlebt alles in Echtzeit. Demnach kennt sie kaum die Erfahrung des Wartenmüssens. Sie erleben Beschleunigung unmittelbar, inklusive der damit verbundenen Angst, überfordert und erschöpft nicht mehr mithalten zu können. Dies hat gesundheitliche Auswirkungen, die sich in Burnouts zeigen können.

Im Zeitalter der Vernetzung ist es in manchen Berufen völlig egal, wo wir arbeiten. Somit hat die technische Entwicklung den Menschen fast überall erreichbar gemacht. Die Netzwerke tragen zu einem höheren Wertschöpfungsprozess bei, indem komplexe Aufgaben an Spezialisten übergeben werden um größtmögliche Effizienz zu erreichen, wie z.B. im STENO Netzwerk Nordbayern (vgl. Cole 2017: 197). Doch die damit erworbene Flexibilität, sich das Arbeitstempo und die Arbeitsumgebung individuell zu gestalten, hat auch Schattenseiten. Soziale Vereinsamung ist die Angst, die viele Arbeitnehmer haben, wenn sie Selbstverantwortung für ihre eigene Arbeitszeit übernehmen müssen und dabei alleine zuhause am Computer sitzen. Hier muss der Arbeitgeber Hilfe in Form von Schulungen anbieten. Doch vielleicht verändert sich erst einmal gar nicht so viel, wie wir denken. Der IT-Branchenverband BITKOM hat im Frühjahr 2015 eine Umfrage vorgestellt. Demnach verlangen

75 Prozent der Firmen in Deutschland immer noch von ihren Mitarbeitern, vor allem in den Kernzeiten, Präsenz am Arbeitsplatz. Siebzehn Prozent erlauben einen Teil der Arbeitszeit auch an einem anderen Ort arbeiten zu dürfen. Dreiundsiebzig Prozent sind überzeugt, dass das typische Vollzeitmodell die Zukunft ist. Nur ein Drittel glaubt, dass Homeoffice an Bedeutung gewinnt (vgl. Cole 2017: 200). Im Bereich der Krankenhäuser und der Altenheime ist nur in wenigen Bereichen an ein Arbeiten von Zuhause zu denken, da der Patient vor Ort Unterstützung braucht.

Demnach muss am Gesundheitsmarkt für ausreichend berufliche Fachkräfte gesorgt werden. Die Bundesregierung hat dafür fünf Wege, um das inländische Arbeitskräftepotenzial auszuschöpfen, aber auch eine Zuwanderung von Fachkräften zu ermöglichen. Damit kann dem Fachkräftemangel entgegengewirkt werden. Es geht hierbei um die Aktivierung Arbeitsloser, bessere Vereinbarkeit von Familie und Beruf, gute Bildungschancen für Jugendliche von Anfang an, Aus- und Weiterbildung in den Unternehmen und Integration ausländischer Arbeitskräfte (vgl. Hinte, Zimmermann 2013: 252). In den Krankenhäusern und Altenheimen kann das zum Anbieten von dualen Studiengängen führen. Dabei wird die akademische Ausbildung mit praktischen Phasen im Betrieb kombiniert. Auch die Zuwanderung kann genutzt werden, indem qualifiziert Pflegekräfte angelernt oder ausgebildet werden. An der Universitätsklinik Erlangen wurden bereits spanische Pflegekräfte ausgebildet und integriert, aktuell auch philippinische Pflegekräfte. So kann durch Globalisierung der Fachkräftemangel ausgeglichen werden. Doch auch vorhandene Potenziale in Unternehmen oder Kliniken sollen genutzt werden, um alle Reserven zu mobilisieren. Dazu gehört es auch, ältere Beschäftigte länger im Betrieb zu halten, z.B. mit Altersteilzeit.

Wir sehen also, dass dem Fachkräftemangel im Gesundheitswesen nicht nur mit Technik, KI und Robotern begegnet werden kann, sondern auch durch betriebsinterne Potenziale. Ein weiterer Weg ist, wie bereits erwähnt, zusätzliche Potenziale von außen zu nutzen, so z.B. Fachkräfte aus anderen Ländern. Nicht zuletzt sind aber auch Schulen, Universitäten, Eltern und die Politik gefordert bei der Bekämpfung des Fachkräftemangels und den Veränderungsprozessen, die durch den demografischen Wandel entstehen, mitzuwirken und ihren Beitrag für eine erfolgreiche Bewältigung der Herausforderungen zu leisten (vgl. Hinte, Zimmermann 2013: 262).

3.3.4 Chancen und Risiken

Deutschland steht vor Entscheidungen, in welchen Bereichen und wie stark es sich an der Digitalisierung beteiligt. Sich in der digitalen Welt zu behaupten und die Entwicklung voranzutreiben, ohne dabei die technologische Vorreiterstellung zu übernehmen, ist durchaus denkbar. Es bewirkt aber das Risiko auf vielen Wissensgebieten im Vergleich zu anderen Ländern zurückzubleiben.

Wird die Chance der Technik und Digitalisierung genutzt, führt dies nach Modellrechnungen von Vogler-Ludwig et al. zu höherem Einkommen, mehr Beschäftigung und höherer Produktivität, was zur Folge hat, dass sich mehr Menschen KI leisten können, dass Pflegebedürftige auch versorgt werden können und die Wirtschaft technischen Fortschritt erfährt. Aus wirtschaftlicher Perspektive ist dies zu befürworten, doch auch die soziale und ethische Perspektive muss hier berücksichtigt werden (vgl. Vogler-Ludwig et al. 2016: 32). Den Gefährdungspotenzialen durch die Digitalisierung stehen Nachfragepotenziale gegenüber, die laut Vogler-Ludwig et al. „mehr Arbeitsplätze schaffen als durch Rationalisierung entfallen" (Vogler-Ludwig et al. 2016: 32). Die Bundesregierung hat sich im Rahmen der „Digitalen Agenda" Handlungsstrategien überlegt, die überprüft und in ihrer Wirkung verbessert werden sollen. Deutschland steht noch am Anfang des Weges. Gegenüber den USA und den asiatischen Ländern sind die Rückstände noch erheblich. Demnach sollte Digitalisierung eher als Chance, denn als Risiko wahrgenommen werden (vgl. Vogler-Ludwig et al. 2016: 33).

Trotz alledem gibt es Risiken, die nicht außer Acht gelassen werden dürfen. Bei der Einbindung von Medizinprodukten in ein IT-Netzwerk, ist der Netzwerksicherheit große Aufmerksamkeit zu schenken. Hier kann es zu einem Ausfall von einzelnen Produkten kommen, der Funktionsstörungen hervorrufen kann oder auch zu einem Komplettausfall des Systems führen kann. Dies kann den betrieblichen Ablauf in Kliniken und Heimen lahmlegen und für den Patienten gefährlich werden, wie beispielsweise anhand des Vorfalles in Großbritannien unter 4.2 ersichtlich wird. Im Falle einer technischen Störung während einer Operation kann dies eine Schädigung des Patienten nach sich ziehen.

Ein weiteres Risiko ist durch improvisierte Anwendungen bei der Integration von Medizinprodukten in ein IT-Netzwerk gegeben. Sind die Produkte durch ihre Zweckbestimmung nicht für den medizinischen Bereich zugelassen, stellt dies eine unsachgemäße Anwendung dar. Dies kann zum Verlust der CE-Zulassung führen. Dadurch wäre der Betreiber dann alleine für auftretende Risiken verantwortlich.

Außerdem handelt es sich bei den patientenbezogenen Daten um sehr sensible Informationen, die ein wichtiger Teil der Privatsphäre des Patienten sind. Demnach ist genau zu prüfen, ob sich der Umgang mit künstlicher Intelligenz und dem Recht auf Selbstbestimmung vereinbaren lässt und welche Anforderungen an die Daten gestellt werden. Deshalb muss auf Sicherheitskonzepte, wie z.B. Verschlüsselungen, Zugriffskontrollen und Schweigepflicht geachtet werden (vgl. Blechschmitt 2017: 181 ff.).

4 Politische und rechtliche Betrachtung

Aus politischer Sicht betrachtet, ist die Verlängerung einer gesunden, produktiven Lebensspanne eine Verbesserung, was bedeutet, dass zusätzliche Jahre der Gesellschaft wirtschaftlich produktiv wären (vgl. Bauer 2007: 191).

Doch die vielen Menschen, die in den nächsten Jahren pflegerisch versorgt werden müssen, führen zu enormen Ausgaben im Gesundheitswesen, die erst einmal finanziert werden müssen. Hier sind politische Reformen gefragt, die Weichen für künstliche Intelligenz und technische Systeme stellen sollen.

Rechtlich betrachtet besteht noch Bedarf an Gesetzen, die klar regeln, welche Technologie in welcher Form und in welchem Umfang in unser tägliches Leben integriert werden soll und darf. Betrachten wir uns beispielsweise Artikel 16 – Unternehmerische Freiheit, als Bestandteil der Charta der Grundrechte der europäischen Union. Hier wird menschlicher Fortschritt als Grundlage von Freiheit definiert. Eine freie Gesellschaft soll vom Staat nicht zu stark bevormundet werden und gleichzeitig ihre Ressourcen nutzen, so dass es allen zugute kommt. Gleichzeitig wird hier auch auf Art. 8 hingewiesen, in dem es um den Schutz personenbezogener Daten geht (vgl. Überblick über die Charta der Grundrechte der EU: besonderer Teil Art. 8/16). Durch diese Gesetze werden Unternehmen und Staat vor eine große Herausforderung gestellt. Demnach besteht noch großer Informations- und Kommunikationsbedarf innerhalb der Gesellschaft, sowie der Politik und der Unternehmen. Um der Würde, den Freiheiten sowie der Gleichheit der Menschen gerecht zu werden bedarf es der Grundrechte der EU. Rechtsethische Überlegungen sind schon seit vielen Jahrzehnten Thema, denken wir nur an Sterbehilfe. Beim Thema KI und Transhumanismus gibt es noch großen rechtlichen Regelungsbedarf. Weshalb dies so ist, geht aus 4.1 hervor und wird dort näher betrachtet. Doch der Zustand einer Rechtsunsicherheit und Beliebigkeit, in einer Frage, in der es um Leben und Tod geht, ist nicht tragbar. Demnach sollte jeder an einer vorurteilsfreien Diskussion mit dem Ziel einer klaren gesetzlichen Regelung interessiert sein (vgl. Bauer 2007: 37-38).

Wie in Zukunft Roboter und digitale Unterstützungsinstrumente rechtlich behandelt werden, ist eine Überlegung, der wir uns stellen müssen. Hier muss im Vorfeld geklärt werden, wie viel Technik in einem Körper vorhanden sein muss, dass man von einem Roboter sprechen kann. Denn es gibt bereits Menschen die sich einen Chip unter die Haut implantieren lassen, um damit in kryptischer Währung, den Bitcoins, bezahlen zu können. Ist demnach ein Mensch mit Implantat ein Roboter?

Ist ein Roboter der geschäftsfähig ist auch gleichzeitig rechtsfähig? Solchen und ähnlichen Fragen müssen sich die Politik und alle Menschen in Zukunft stellen. Hierzu kommen noch Fragen zu der Gefährdungshaftung. Wer haftet, wenn ein Roboter einen Schaden anrichtet? Gleichzeitig muss man sich Gedanken zum Vertrags- und Deliktsrecht machen. Wem wird demnach bei einem rechtlichen Verstoß die Haftung zugerechnet? Dem Benutzer, dem Hersteller oder dem Roboter selbst? Wie sieht eine Versicherung aus und ist sie notwendig? Hat ein Roboter Rechte und Pflichten? Bekommt ein Roboter einen Status als elektronische Person zugeschrieben? Wenn ja, wie sieht das dann aus? (vgl. Günther 2016: 237ff.). Im Detail kann hier nicht tiefer auf einzelne Gesetze oder Fragestellungen eingegangen werden da die Arbeit zu umfangreich werden würde.

Zusammenfassend kann man dennoch sagen, dass sich die Politik und das Recht nicht verschließen dürfen. Eine rechtzeitige Beschäftigung mit den genannten Fragen zu den technischen Entwicklungen ist angezeigt. Um die Entwicklung voranzutreiben, sollten alle Disziplinen an Lösungen arbeiten. In einem gesellschaftlichen Diskurs ist es notwendig, sich zu überlegen, ob und wo wir Technik und KI einsetzen möchten. Wissenschaften wie Soziologie, Philosophie und Ethik sollten dabei genauso berücksichtigt werden wie die Technik (vgl. Günther 2016: 253).

4.1 Ethische Berücksichtigung

Der Begriff Ethik impliziert eine Art Grundhaltung gegenüber menschlichen Werten. Doch auch wie Ethik umgesetzt wird, ist entscheidend. Es gibt durchaus Momente, in denen Menschen ihre eigene Vorstellung von Ethik mit unethischen Mitteln durchsetzen wollen (vgl. Harmanus 2007: 114). Doch gerade im Gesundheitsbereich, wo KI dazu dient Menschen zu versorgen, muss vermehrt auf ethische Aspekte geachtet werden, um einen Missbrauch oder eine Begünstigung von vereinzelten Personengruppen zu vermeiden.

Transhumanisten sehen den Menschen als Körpermaschine, der die Technik als Lösung für sich sieht. Der **Sinn** ist nicht entscheidend für die Technik. Das Sinnvolle ist nicht greifbar, weil ihr hier die Bewertungsinstrumente fehlen (vgl. Kramme 2017: 9). „Denn die Frage nach dem Sinn kann nun einmal nicht in Zahlen und Messwerten ausgedrückt werden“ (Kramme 2017: 9). Problematisch wird es, wenn die Medizin bestrebt ist, die Funktionsfähigkeit des Körpers unbedingt wiederherzustellen und dabei der Blick für das Ganze verloren geht. Denn auf das ganze Leben bezogen, kann keine Sinnhaftigkeit durch Wiederherstellung von Funktionsfähigkeit erreicht werden. Je mehr sich Medizin als technisch orientierte

Spezialistenmedizin begreift, desto mehr wird das zum Problem. Denn Technik allein macht keine Medizin human. Technik ist kein Problem in der modernen Medizin. Doch wenn sie in ihrer Bedeutung überschätzt wird, das heißt, wenn davon ausgegangen wird, das Krankheit nur durch Technik geheilt werden kann, ist dies kritisch zu bewerten (vgl. Kramme 2017: 9).

Im Kontext des Transhumanisten müsse nach deren Ansicht die Forschung zur Künstlichen Intelligenz gefördert und vorangetrieben werden (vgl. Bauer 2007: 182). Die ethische Einschätzung der Transhumanisten wird unterschiedlich wahrgenommen, teils als Heilsverkündigung, teils als Scharlatanerie. In Bezug auf die ethische Frage scheint bei Transhumanisten Geburt und Tod verhandelbar zu sein. Denn das Lebensende soll geplant und verschoben werden mit dem Ziel den Tod abzuschaffen. Demnach wird der Mensch zum Gestalter seines eigenen Lebens und ist bestrebt menschliches Sterben zu verdrängen und schließlich abzuschaffen. Die Angst vor dem Tod wird durch Kontrollierbarkeit überdeckt (vgl. Bauer 2007: 185). „Computertechnisch konnte bisher noch keine unsterbliche Simulation eines Menschen generiert werden" (Bauer 2007: 185).

Betrachtet man nun die Krankenhäuser und Altenheime, ist ein verantwortungsvolles Abwägen des Einsatzes von Technik und künstlicher Intelligenz unabdingbar. Hier sollte man nach dem moralischen und rechtlichen Status von Robotern in der Zukunft fragen. Bisher besitzen sie noch keine Rechte und Pflichten doch diese Frage ist wichtig bei der Entwicklung von künstlicher Intelligenz. Denn je größer die Entscheidungsspielräume von KI werden, desto mehr drängt sich die Frage auf, wer diese Verantwortung für die Entscheidungen trägt (vgl. Beck 2012: 23).

Die entscheidende Frage ist also, ob KI verantwortungsfähig sein kann (vgl. Beck 2012: 24). Wenn der moralische Standpunkt bei KI berücksichtigt werden soll, bedeutet dies, dass sie nach Dr. Beck Susanne „über fünf folgende Eigenschaften verfügen müssen: Wahrnehmung, Sprache, Intentionalität, normative Kompetenz und moralische Urteilskraft" (Beck 2012: 32). Es hat sich gezeigt, dass in einigen Bereichen deutliche Mängel bestehen, während sich in anderen Bereichen bereits nötige Fähigkeiten für den moralischen Standpunkt gebildet haben. Doch in allen Bereich wird weiter daran geforscht. Es gilt also abzuwarten, wie sich die Forschung entwickelt (vgl. Beck 2012: 39).

Bisher trägt jeder Mensch für sich und sein Leben die moralische und ethische Verantwortung. Doch die Theorie des Transhumanismus reduziert die menschliche Selbstbestimmung auf individuelle Wahlfreiheit. Dabei verliert sie die fürsorgliche und soziale Seite des Menschen aus den Augen. Der Wille des Menschen, selbstbestimmt handeln zu können, sollte nicht verloren gehen (vgl. Bauer 2007: 192).

Grundsätzlich muss die Frage beantwortet werden, was ein menschliches Leben ausmacht. Transhumanisten wollen biologisch-natürliche, menschliche Eigenschaften mit Biotechnologien verändern, gerade weil sie ein Leben, reich an Aktivität, Gesundheit und Dauer erzielen wollen. Doch wir sehen, dass hier jeder für sich gefragt ist, über ein gutes menschliches Leben nachzudenken. In diesem Diskurs dürfen wir nicht die wichtige Aufgabe vergessen, den Menschen zu helfen, denen es schlecht geht (vgl. Heilinger 2010: 48-49).

Ethik umfasst somit nicht nur den Begriff der Selbstbestimmung sondern auch der Fürsorge, der Sicherheit, der Gerechtigkeit, der Privatheit und der Teilhabe, welche in dieser Arbeit bereits alle in unterschiedlichen Abschnitten erwähnt wurden.

Grundlegend ist es für Menschen wichtig, dass sie ihr Leben als eigener Akteur gestalten können mit Technik, ohne Technik oder bestenfalls in einer Kombination aus beiden.

4.2 Verwaltung von gesundheitsbezogenen Daten

Einen Schwerpunkt des Interesses bildet dabei die informationelle *Selbstbestimmung,* die ein zentraler Begriff des deutschen Datenschutzes ist. Dabei wird der Persönlichkeitsschutz mit dem Datenschutz verknüpft. Somit hat der Einzelne selbst über die Verwendung und Preisgabe seiner Daten zu bestimmen (vgl. Bull 2015: 18). Hier soll die Gefahr des Datenmissbrauchs durch einzelne Behörden wie Polizei, Sozialämter und Verfassungsschutz aufgezeigt werden. Sie sollen nur so viel Information erhalten, wie sie zur Erfüllung ihrer Aufgaben brauchen. Dadurch wird dem Machtmissbrauch entgegengewirkt. Folglich ist es also wichtig, auf den Datenschutz, besonders der gesundheitsbezogenen Daten, zu achten. Datenschutz wird nicht nur als Datensicherung verstanden, sondern als Missbrauchsschutz von Individuen, personenbezogene Daten nur an die Behörden oder Menschen weiter zu geben, zu denen man Vertrauen hat oder die durch rechtliches Einverständnis darauf zugreifen dürfen (vgl. Bull 2015: 27).

Sehen wir uns nun die Angebote der Krankenkassen an. Es werden Apps hergestellt, die mit Datenbrillen oder Smartwatches eines digitalen Patienten verbunden werden können. Hier sehen Krankenkassen ihre Chance, die Verhaltensdaten ihrer Patienten zu durchleuchten, auszuwerten und für Tarifierungen ihrer Versicherung zu nutzen. So hat z.B. das Vitality-Programm der Generali für Schlagzeilen gesorgt.

Versicherte sollen ihre Gesundheitsdaten gegen Rabatte bei gesundem Lebensstil elektronisch übermitteln. Damit wird das Versprechen gegeben: Wer gesund lebt, erhält dafür Vergünstigungen in Form von Rabatten und Prämien. Dies bringt aber auch Nachteile mit sich. Zum einen kann Datenmissbrauch durch andere Gruppen, z.B. Krankenkassen, Versicherungen oder externe Hacker erfolgen. Zum anderen sind Ausgrenzungen kranker Menschen möglich, wenn individualisierte Tarife eingeführt werden. Besonders von chronisch Kranken oder Menschen, die aufgrund eines Unfalls sich nicht oder nur eingeschränkt bewegen können.

Die gesetzlichen Krankenkassen distanzieren sich aktuell von den individualisierten Tarifmodellen und berufen sich auf das Solidaritätsprinzip. Gesetzliche Krankenversicherungen haben einkommensabhängige Beiträge und keine gesundheitsabhängigen. Demnach spielt für die Aufnahme in eine Krankenkasse der Gesundheitszustand keine Rolle. Eine solche Frage käme – wenn überhaupt – bei privaten Krankenversicherungen auf, bei denen ein Vertrag zustande kommt und dadurch die Beitragshöhe vom Gesundheitszustand des Versicherten abhängt. Doch bisher plant keine der großen privaten Krankenkassen in Deutschland die Einführung verhaltensabhängiger Tarife. Deshalb scheint auf absehbare Zeit das Erfassen von Körper- und Bewegungsdaten Privatvergnügen zu sein (vgl. zdnet.de 2018).

In einer Studie zur Digitalisierung im Gesundheitswesen im Bereich Versicherung, die im Auftrag von AXA und der CompuGroup Medical Deutschland AG erfolgte und auf einer Umfrage des Meinungsforschungsinstituts forsa basiert, klaffen Realität und Anspruch oft noch auseinander. Viele Privatversicherte wünschen sich eine postalische Möglichkeit zur Einreichung ihrer Arztrechnungen bei der Krankenversicherung. Doch erst rund ein Viertel der Ärzte der Umfrage wünscht sich, private Krankenkassenpatienten digital abzurechnen (vgl. IT Finanzmagazin 2017).

Es gibt bereits Versicherungen, die ihren Versicherten ein digitales Rechnungsmanagement bieten. Dadurch wird die Bearbeitung von Rechnungen beschleunigt. Bisher ist es laut der Befragung üblich, dass 38% der Versicherten ihre Rechnungen zunächst sammeln und erst wenn ein bestimmter Betrag zusammengekommen ist, die Rechnung einreichen. Demnach würden laut dieser Umfrage ebenso 38% ihre Rechnungen sofort prüfen und weiterleiten, wenn dies digital möglich wäre. Demzufolge könnten Rechnungen schneller bezahlt werden.

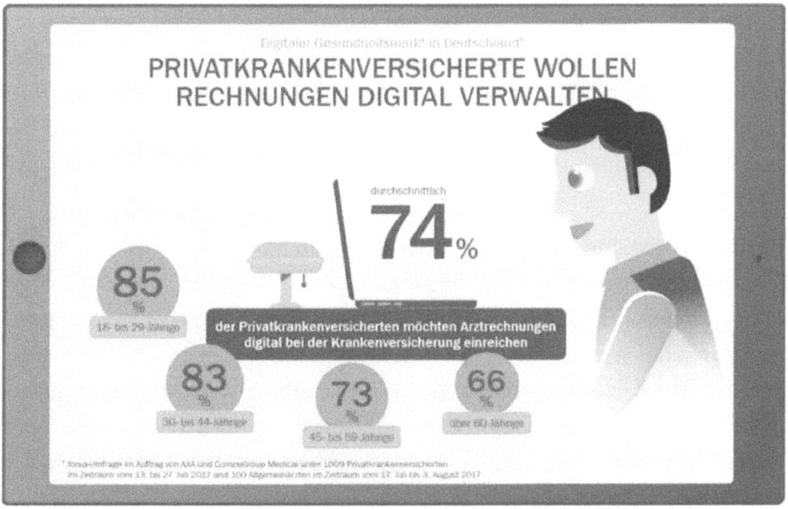

Abbildung 5: Privatkrankenversicherte wollen Rechnungen Digital verwalten (AXA.2015)

Abbildung fünf zeigt, dass durchschnittlich 74% der Befragten sich eine Abrechnung digital vorstellen können und dadurch auch ein besserer Austausch zwischen den Ärzten erfolgen kann. Zusätzlich prognostizieren 59% der Versicherungsnehmer und 86% der Ärzte eine höhere Patienten- bzw. Entscheidungssicherheit durch Hinweise auf Medikamente oder Vorerkrankungen (vgl. IT Finanzmagazin 2017).

Die Verwaltung von gesundheitsbezogenen Daten, z.B. in Form einer elektronischen Pflegedokumentation, liefert eine Basis für Kontroll- und Berechnungsfunktionen. Die Pflegefachsprache kann hierdurch verbessert werden und so zu mehr Qualität im Rahmen des Pflegeprozesses beitragen. Hierdurch kann sich die Pflege zu einer eigenständigen Profession entwickeln. Dadurch wird deutlich, dass Pflegepersonen und diagnostische Prozesse in der Form, wie sie heute existieren, in Zukunft nicht mehr erforderlich sind. Es müssen vielmehr Kommunikations- und Reflexionsvermögen gefördert werden, in einem tieferen Verständnis für den diagnostischen Prozess zur Beurteilung einer Patientensituation anhand von Pflegediagnosen (vgl. Hagemann 2017: 212).

Doch auch hier wird deutlich, dass der Einsatz von Digitalisierung und Computersystemen in sensiblen Bereichen wie Krankenhäusern oder Altenheimen risikobehaftet sein kann. Wie aus dem Cyberangriff im Mai 2017 in Großbritannien ersichtlich ist, als Computersysteme in mehreren Krankenhäusern blockiert wurden. Hier ist der Nutzer mit einer sogenannten Ransomware daran gehindert worden an seine Daten zu gelangen, bis er Lösegeld bezahlt hat. Durch eine Sicherheitslücke konnte ein Schadprogramm installiert werden und auf sämtliche Daten von Patienten zugegriffen werden. Dies ist datenschutzrechtlich als kriminell zu bewerten und zeigt, dass auch externe Gefahren berücksichtigt werden müssen (vgl. Zeit.de 2017).

Bei der Verwaltung von gesundheitsbezogenen Daten wird deutlich, dass Technik und Digitalisierung immer bedeutsamer werden, aber auch die Gefahr bergen, dass Kundendaten missbraucht werden können. Besonders im Gesundheitswesen ist hier durch die Schweigepflicht und das Arztgeheimnis ein besonderes Augenmerk auf Sicherheit und den Schutz des Verbrauchers oder Patienten zu legen. Damit Ärzte und Pflegekräfte nicht in ihrem ethischen Handeln beschnitten werden oder außer Kraft gesetzt werden, muss auf Sicherheit im Datenschutz geachtet werden und eine Zusammenarbeit auf Mikro-Meso- und Makroebene stattfinden.

5 Auswirkungen auf das Gesundheitswesen

5.1 Veränderungen durch Technik und künstliche Intelligenz

Zukünftige Auswirkungen digitaler Technik auf den Arbeitsmarkt, besonders im Gesundheitswesen, sind Kernfragen der Technikfolgenabschätzung (vgl. Ludwig-Vogler 2016: 21). Die Ängste und Sorgen, die damit für Menschen verbunden sind, wurden in einer Umfrage des Deutschen Instituts für Altersvorsorge durch die Telekom in der nachfolgenden Abbildung in ihrer Wichtigkeit von oben nach unten erfragt.

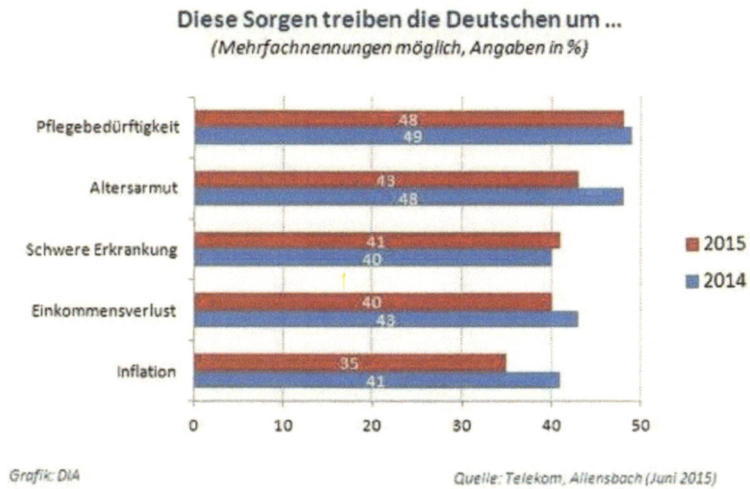

Abbildung 6: Diese Sorgen treiben die Deutschen um...
(vgl. Deutsches Institut für Altersvorsorge 2015)

Angeführt wird die Skala von der größten Sorge einer möglichen Pflegebedürftigkeit im Alter. Nahezu jeder zweite Deutsche betrachtet dies als größtes Problem. An zweiter Stelle steht das Thema Altersarmut. Dreiundvierzig Prozent machen sich darüber große Sorgen. An dritter Stelle steht die Sorge, von einer schweren Erkrankung betroffen zu sein. Einundvierzig Prozent der Deutschen befürchten ein derartiges Risiko. An vierter Stelle steht der Verlust des Einkommens durch den Verlust des Arbeitsplatzes und an fünfter Stelle steht die Inflation.

Die Sorge der Deutschen um das Thema Pflegebedürftigkeit ist wie zu Beginn der Arbeit bereits beschrieben, auf den demografischen Wandel zurückzuführen. Angesichts der gegenwärtigen Situation in China, die noch stärker von Altersentwicklung bedroht ist als Deutschland, ist es notwendig, sich an Forschung und Entwicklung von künstlicher Intelligenz zu beteiligen.

In folgender Abbildung werden die Prozentualen Angaben für Ausgaben im Bereich Forschung und Entwicklung weltweit vom Jahr 2002 bis 2012 näher betrachtet.

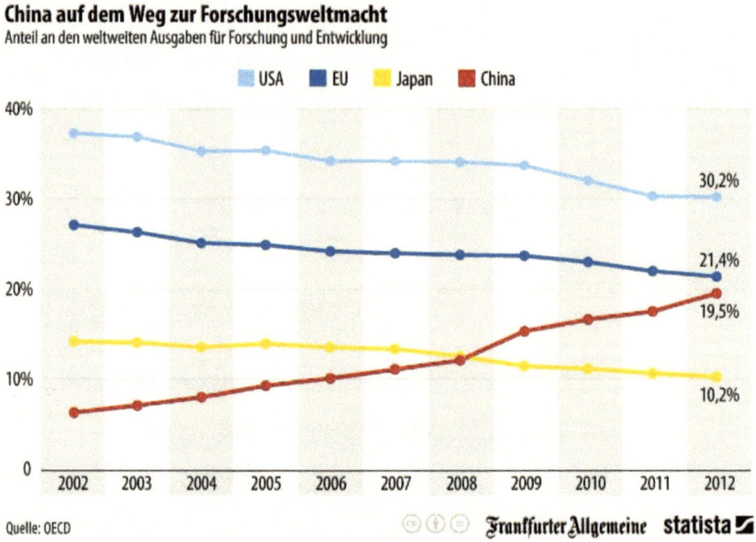

Abbildung 7: China auf dem Weg zur Forschungsweltmacht
(vgl. Statista 2018)

Aus Abb. sieben geht hervor, dass China zwischen den Jahren 2002 und 2012 den Anteil an den weltweiten Ausgaben für Forschung und Entwicklung enorm gesteigert hat, während USA, die Europäische Union (EU) und Japan seine Ausgaben für Forschung und Entwicklung eher gesenkt haben. Das liegt vermutlich daran, dass China, genau wie Deutschland, das Problem des demografischen Wandels hat und zukünftig nicht ausreichend menschliche Ressourcen vorhanden sein werden, um die Menge an alten Menschen pflegen zu können. Deshalb wird hier stark auf Technologie und Assistenzsysteme gebaut, damit automatisierte Prozesse Unterstützung geben. Eine neue Generation von Robotern, die im privaten Raum Verwendung finden, können Interaktion herstellen und Beziehungen aufbauen. In Japan beispielsweise ist die Robbe „Paro" (personal assistiv robot) mit direkten Patientenkontakt im Einsatz (vgl. Hagemann 2017: 159).

Doch auch smarte Technik boomt, wie man folgender Abbildung entnehmen kann. Mit smarten Technikprodukten wird über die Digitalisierung eine Verbindung geschaffen, die Technik und Elektronik mit dem Gesundheitssystem zu verbinden. So kann z.B. über eine App am Smartphone der Blutdruck überwacht werden.

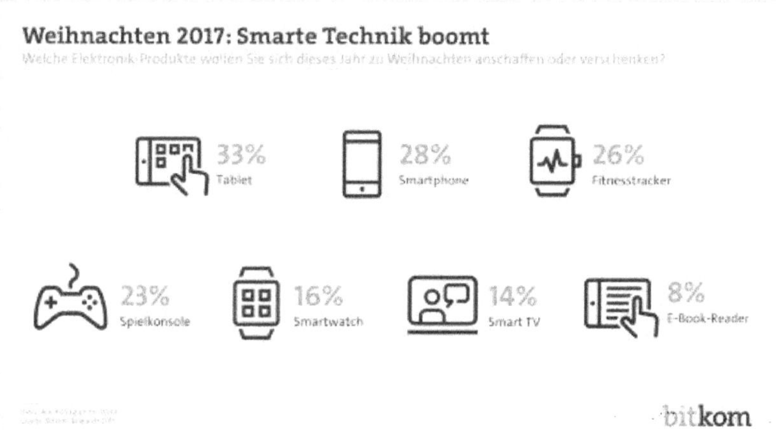

Abbildung 8: Weihnachten 2017: Smarte Technik boomt
(vgl. bitkom 2017)

In Abb. acht wird deutlich, dass prozentual gesehen viele Menschen elektronische Produkte kaufen und die Digitalisierung vorantreiben. Vor circa zehn Jahren gab es viele dieser Produkte noch gar nicht. Nachdem heute der Bedarf an technischen Assistenzsystemen oder auch elektronischer Technik wie Computern oder Robotern gegeben ist, kann davon ausgegangen werden, dass sich mit zunehmender Digitalisierung die Netzwerke verbreitern und so über Grenzen hinweg mit anderen Ländern Austausch auch im medizinischen Bereich betrieben werden kann. Als Beispiel kann hier das STENO Netzwerk Nordbayern genannt werden. Hier sind mehrere Kliniken miteinander vernetzt um im Falle eines Schlaganfalls schnellstmöglich und standardisiert handeln zu können und dem Patienten größtmöglichen Nutzen zu bringen.

Doch auch in Altenheimen ist der Bedarf für Roboter gegeben. In einer forsa-Umfrage im Auftrag des BMBF im April 2016, wurden Bürger in Deutschland zum Thema Roboter in Altenheimen befragt.

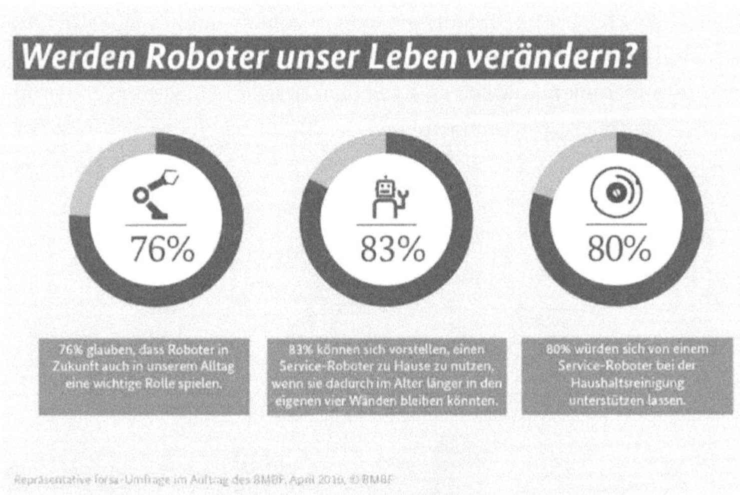

Abbildung 9: Werden Roboter unser Leben verändern?
(vgl. Service-Roboter statt Pflegeheim – BMBF 2016)

Abbildung neun zeigt, dass 76% der Befragten glauben, Roboter spielen in der Zukunft eine wichtige Rolle in unserem Alltag. 83% der Befragten können sich vorstellen, zu Hause einen Service-Roboter zu nutzen, um damit im Alter länger und selbständiger in den eigenen vier Wänden zu bleiben. Außerdem sagen 80%, dass sie sich gerne bei der Haushaltsreinigung von einem Roboter unterstützen lassen würden (vgl. bmbf.de Pressemitteilung: 042/2016). Schlussfolgernd kann nun gesagt werden, dass die Unterstützung durch Roboter oder Assistenzsysteme im häuslichen Bereich zu mehr Selbständigkeit und einem längerem Verbleib in den eigenen vier Wänden führen kann. Dadurch werden die Pflegekräfte in den Altenheimen entlastet und die Krankenkassen finanziell geschont. Doch auch zur Unterstützung der Pflegekräfte können Roboter und KI eingesetzt werden. Deshalb ist es sinnvoll, die technischen Möglichkeiten an den Bedürfnissen der Menschen auszurichten.

5.2 Wachstumsgrenzen

Die Grenzen des Wachstums bringen gesellschaftliche, politische und wirtschaftliche Diskussionen mit sich. Deshalb dürfen diese nicht nur aus Sicht der Technologie betrachtet werden. Es müssen die dazugehörigen Probleme erkannt und mit geeigneten Methoden und Lösungen neue Geschäftsmodelle aufgebaut werden. Es muss aus der Sicht des Marktes gedacht werden. Durch neue Geschäftsmodelle soll der Paradigmenwechsel reflektiert werden. So führt der demografische Wandel im Gesundheitsbereich dazu, dass sich der schleichende Qualitätsverlust in Krankenhäusern und Altenheimen nicht nur auf den Qualitätsverlust der akademischen und beruflichen Ausbildung bezieht, sondern auch darauf, dass immer weniger Menschen hochqualifiziert sind. Das heißt, dass hier verstärkt von Fachkräftemangel im Gesundheitsbereich gesprochen werden kann und dadurch die Qualität leidet (vgl. Syska 2016: 196). Unsere Wachstumsgrenzen im Bereich Technik und künstliche Intelligenz liegen momentan noch in der Politik und den deutschen Unternehmen selbst. In einer Umgebung von Hierarchie und starren Strukturen, in der Fehler und Scheitern verboten sind und mit Kündigung bestraft werden, ist keine Chance auf Erfolg zu sehen. Es müssen Wachstumsstrukturen geschaffen werden, die wie ein offenes System sind, in denen Mitarbeiter in Netzwerken tätig sind und ein neues Verständnis von Arbeit haben. Es muss neu gedacht und gelernt werden.

Die Welt wird sich durch die Vernetzung des Digitalen verändern. Deshalb müssen wir die Gesellschaft und den Markt miteinbeziehen (vgl. Syska 2016: 198-199). Auf das Gesundheitssystem bezogen bedeutet das, dass eine noch bestehende Distanz zur Technologie überbrückt werden muss und der technische Fortschritt nicht verschlafen, sondern für sich genutzt werden soll, um Wachstumsgrenzen zu beheben.

6 Allgemeine und spezielle Erkenntnisse

Die künstliche Intelligenz hat längst Einzug in Dienstleistungsberufe genommen und kann auch als Dienstleistung gesehen werden. Zukunftsprognosen der Transhumanisten zufolge scheint die digitale Zukunft notwendig. Doch „neue Innovationsschübe gaben den Entwicklungen häufig unvorhergesehene Richtungen" (Mainzer K. 2015: 217) z.B. die Einführung von Personalcomputer und Smartphones. Technologie- und Trendentwicklungen brauchen Menschen mit Bewusstsein und Wertvorstellungen, die Trends und Technik gezielt steuern und beeinflussen. Humanwissenschaftliche Fragen müssen zu Beginn der technischen Entwicklung berücksichtigt werden und nicht erst, wenn die Technik bereits am Markt ist. Dabei ist es unabdingbar, die Wechselwirkungen zwischen Wissenschaft, Technik und Gesellschaft zu berücksichtigen, um einer Ungleichheit zwischen Arm und Reich durch künstliche Intelligenz vorzubeugen. Die sozialen Herausforderungen müssen im Dialog mit der Gesellschaft erörtert werden, damit wir nicht eines morgens erwachen und von einer Superintelligenz mit ihrem Transhumanismus beglückt werden.

Soziale Ungleichheit ist in jeder Gesellschaft bis zu einem gewissen Ausmaß vorhanden und soll hier noch etwas ausführlicher behandelt werden, da künstliche Intelligenz einen starken Einfluss auf die gesellschaftliche Ungleichheit haben kann und voraussichtlich für große Veränderungen gesellschaftlich sorgen wird. In einer Gesellschaft, in der künstliche Intelligenz in den Alltag einzieht, wird es entscheidend sein, wie viel Geld ein Mensch für einen Pflegeroboter oder einen sprechenden Computer ausgeben kann. Hier vergrößert sich die Schere zwischen Arm und Reich.

Bundessozialministerin Andrea Nahles (SPD) sagte, „in Deutschland gehe die Schere zwischen Arm und Reich zwar nicht weiter auseinander – dank Mindestlohn und guter Tarifabschlüsse. Doch der Abstand der unteren Einkommensgruppen zur Mitte wird auch hierzulande immer größer, zu den Top-Verdienern sowieso" (Deutsche Wirtschafts Nachrichten 2018). Dies führt dazu, dass sich die Kluft zwischen den gering Verdienenden und den sehr gut Verdienenden ausweitet.

In einer Studie zur Einkommensverteilung und dem Armutsrisiko in Deutschland werden in einem DIW Wochenbericht 4/2017 die UN-Ziele zur Reduktion von Ungleichheit debattiert. „Betrachtet man für Deutschland den Zeitraum von 1991 bis 2014, dann wurde dieses Ziel verfehlt: Der Einkommenszuwachs der 40% mit den geringsten Einkommen blieb hinter dem durchschnittlichen Einkommensanstieg der Bevölkerung zurück (Abbildung fünf). Seit 1999 ist das reale verfügbare Einkommen dieser 40% der Bevölkerung sogar zurückgegangen, während die realen Einkommen der restlichen 60% der Bevölkerung deutlich gestiegen sind" (DIW Wochenbericht 4/2017).

Die Konsequenzen dieser Entwicklung werden in der Öffentlichkeit diskutiert und in der Politik beklagt und behandelt. Soziale Ungleichheit hat demnach massive Folgen für die Gesellschaft, die Gesundheit und die Lebensqualität (vgl. Richter, Hurrelmann 2009: Vorwort).

Folgendermaßen wird deutlich, dass die Kerndimensionen sozialer Ungleichheit der Beruf, die Bildung und das Einkommen darstellen (vgl. Richter, Hurrelmann 2009: 13). Denn dadurch steuern wir unsere Lebensqualität und beeinflussen die Gesundheit. Unsere Aufgabe als Gesellschaft ist es, jeden Menschen am technischen Fortschritt teilhaben zu lassen, egal welches Einkommen, welche Bildung oder welchen Beruf er hat. Das könnte bei Computern in der Schule beginnen und sich in den Gesundheitsbereich fortsetzen, wo jeder Kassenpatient gleiche Rechte auf technische Unterstützungssysteme haben sollte.

Demnach soll der Abstand in der Verteilung von Gesundheitschancen zwischen Oberschicht und Unterschicht verringert werden, damit eine Angleichung der sozial Schwächeren erfolgen kann. Das bedeutet, dass der technische Fortschritt mit seiner künstlichen Intelligenz so entwickelt sein soll, dass alle Menschen gleich davon profitieren können. Durch diese Strategie kann eine positive Veränderung in den Lebenschancen und Lebensbedingungen der am stärksten benachteiligten Gruppen erreicht werden. Die Aufmerksamkeit wird auf Prozesse gelenkt, die der Politik klare Ziele setzen (vgl. Richter, Hurrelmann 2009: 26). Die Teilhabe an Technik soll jedem ermöglicht werden. Dabei ist es wichtig, dass eine Verbesserung der sozialen Lage von Armen erreicht wird. Ob dies gelingt, ist von politischen und rechtlichen Entscheidungen abhängig und bleibt abzuwarten, da wir in Deutschland noch nicht so viel mit künstlicher Intelligenz, Robotern und Technik im Pflegebereich arbeiten. Um die Akzeptanz zu steigern, soll Aufklärung über künstliche Intelligenz stattfinden. Die Bedürfnisse der Menschen zu eruieren und den Bedarf an künstlicher Intelligenz und Technik festzustellen, ist eine große Herausforderung.

Ungleichheit darf aber nicht nur auf Deutschland bezogen werden, sondern muss im Kontext dieser Arbeit auch die ganze Welt miteinbeziehen. Demnach stellt sich die Frage, ob durch Globalisierung die Ungleichheit in der Welt vergrößert wird? Dabei soll speziell auf Ungleichheit beim Einkommen eingegangen werden.

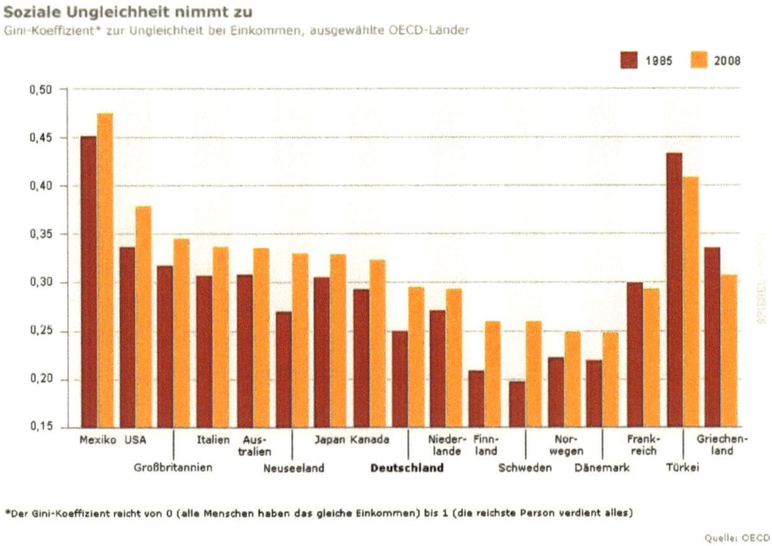

Abbildung 10: Soziale Ungleichheit bei Einkommen nimmt zu (vgl. Spiegel Online, Wirtschaft 2018)

Abbildung zehn zeigt in Deutschland und allen anderen Ländern, außer Frankreich, Türkei und Griechenland einen Anstieg der sozialen Ungleichheit in Bezug auf das Einkommen in den Jahren 1985 bis 2008. Vergleicht man den Gini Koeffizient in der Tabelle hat sich in Deutschland die Ungleichheit um 0,4 also in den Jahren zwischen 1985 und dem Jahr 2008 erhöht. In USA ist die Ungleichheit um 0,5 und in Japan um 0,3 gestiegen, was im Verhältnis zu den Vergangenen Jahren trotzdem einen niedrigeren Anstieg der Ungleichheit bedeutet, als in Deutschland. Insgesamt ist jedoch der Gini-Koeffizient in USA und Japan deutlich höher als in Deutschland, was bedeutet, dass es dort eine niedrige Anzahl an Personen gibt, die sehr viel verdienen und deshalb schlussfolgernd gesagt werden kann, dass in Ländern wie Deutschland eine mittelmäßige Ungleichheit und in Norwegen und Dänemark geringe Ungleichheit besteht, während in USA und Japan stärkere Ungleichheit herrscht. Weit ausgebaute Wohlfahrtsstaaten wie Skandinavien weisen eine geringere Ungleichheit auf als Gesellschaften mit erwerbsorientierten Systemen wie wir es von Deutschland kennen oder gar Gesellschaften in denen kaum Wohlfahrtseinrichtungen existieren wie der USA (vgl. Hradil 2001: 254). Aus Abbildung zehn kann nicht herausgelesen werden, ob die Globalisierung Ungleichheit erhöht. Dennoch kann gesagt werden, dass ärmere Länder höhere Ungleichheit erfahren als reichere.

Da Technologie eine unverzichtbare Voraussetzung für wirtschaftliche Entwicklung ist, kann sie sich über die Grenzen hinweg leichter ausbreiten. Demnach profitieren auch arme Länder von der Entwicklung, indem sie die Technologie, die bereits von den reichen Ländern bezahlt wurde, nutzen und übernehmen können, ohne etwas dafür bezahlen zu müssen, dank der Globalisierung. So kann Technologie einfach übernommen werden, ohne groß in Erfindungen investieren zu müssen. Auf diese Art können Entwicklungsschritte übersprungen werden und ärmere Länder profitieren davon, wenn sie nicht in die Entwicklung von Robotern investieren, sondern erst den fertigen Roboter nutzen oder in einer Fabrik neu bauen (vgl. Milanovic´ 2016: 150).

Ein weiterer Gedanke lenkt die Aufmerksamkeit auf die rechtlichen Aspekte. Hier ist entscheidend, dass im Vorfeld der Technisierung und Digitalisierung die rechtlichen Rahmenbedingungen für den Umgang mit künstlicher Intelligenz im Gesundheitswesen geschaffen werden müssen. Da hier der Bereich der Technikethik von großer Bedeutung ist, soll auch hierauf noch eingegangen werden. Da Technik dem Erreichen von Gesundheitszielen dienen kann, wird bereits in unterschiedlichen Bereichen, wie zum Beispiel der Pflege, der Medizin und der Physiotherapie mit Assistenzsystemen und Robotern gearbeitet. Hierbei ist auf Benutzerfreundlichkeit zu achten. Demnach sollen die Geräte einfach zu bedienen und gut in den Alltag und in die Therapie der Medizin und der Pflege integrierbar sein. Wieviel Technik im Gesundheitsbereich angewandt wird und welche Form von Technik, ist von vielen Faktoren abhängig. Aus ethischer Sicht scheint die menschliche Lebensform die höchste zu sein. Demnach ist Selbstbestimmung und eine gewisse Autarkie für den Menschen wichtig. Für die Menschen in den Krankenhäusern und den Altenheimen bedeutet das, dass Technik in Form von Assistenzsystemen oder Robotern in die Behandlung integriert werden soll, um das größtmögliche Potenzial aus der Therapie zu ziehen. Deshalb kann man sagen, dass der Einsatz von technischen Systemen ethisch gerechtfertigt ist, solange der Patient noch selbstbestimmt handeln kann, autark bleibt, sich ein positiver Nutzen für den Anwender zeigt und dabei der Schutz der Privatsphäre gegeben ist.

7 Evaluation und Fazit

In den letzten Jahren flossen zunehmend Gelder in die Forschung für technische Assistenzsysteme, künstliche Intelligenz, Roboter und in die Digitalisierung, um Pflegeprozesse zu belegen, darzustellen und auszuwerten. Für die Implementierung dieser Technik in den Krankenhäusern und den Altenheimen sind Schulungen notwendig, um das Personal und die Patienten vorzubereiten und in der Praxis zu begleiten. Um erbrachte Leistungen im Gesundheitswesen abzubilden braucht es gesetzliche und ökonomische Rahmenbedingungen. So liefert zum Beispiel das elektronische Pflegedokumentationssystem die Basis für Kontrolle und Vergleichsfunktionen. Darüber hinaus verbessert sich die Qualität im Pflegeprozess und trägt so zur Weiterentwicklung der Profession bei. Durch Standardisierung können Pflegediagnosen durch IT-gestützte Systeme abgebildet werden. Somit ist der computergestützte diagnostische Prozess für die Pflege in Deutschland zwar voranbringend, allerdings nicht mit den bisherigen Voraussetzungen. Denn die pflegerischen Handlungen sollen das Personal und den Patienten unterstützen, jedoch nicht lenken.

Bisher werden eindeutige, klare Phänomene dokumentiert, während diffuse Gefühle und Wahrnehmungen eher vernachlässigt werden. Es besteht die Gefahr, dass die Sicht für den Menschen verstellt wird.

Doch Fortschritt beginnt, wenn man Neues als Chance begreift. Demnach sind Digitalisierung, künstliche Intelligenz, technische Assistenzsysteme sowie Roboter in allen Lebensbereichen von Bedeutung. Es stellt sich die Frage, ob es bald eine reale Anwendung für künstliche Intelligenz in Kliniken und Altenheimen gibt und was dafür noch besser werden muss?

In einem Abschlussbericht einer Studie zur Unterstützung pflegebedürftiger durch technische Assistenzsysteme vom Bundesministerium für Gesundheit geht hervor, dass die Nutzerakzeptanz nach einer Einstellungs- und Verhaltensakzeptanz unterschieden wird. Die Einstellungsakzeptanz beinhaltet die Kosten-Nutzen Abwägung und die Verhaltensakzeptanz bezieht sich auf ein bestimmtes Verhalten wie Offenheit für Innovation. Weiterhin ist die Entscheidung für ein technisches System von den Bedürfnissen und der Belohnung abhängig, die sich der Mensch von der Nutzung verspricht. Laut standardisierten Befragungen von Nutzern ist die Technikakzeptanz als hoch einzuschätzen. Dabei hängt die Akzeptanz im Pflegebereich von der Erwartung ab, ob eine verbesserte Lebenserwartung erzielt werden kann.

Im Bereich der pflegerischen Versorgung werden neuartige Systeme für den Einsatz bei Notfällen, Pflegedokumentation und Kommunikation erwartet. Generell kann man sagen, dass keine eindeutige Grenze zwischen technischen Assistenzsystemen und Robotern sowie künstlicher Intelligenz besteht. Sie werden in allgemeine lebensunterstützende Systeme und in Systeme zur Unterstützung der Pflegebedürftigkeit eingeteilt (vgl. Cibek BMG Studie 2016). Demnach kann man davon ausgehen, dass die Pflege zeitlich und körperlich sowie psychisch durch den Einsatz von künstlicher Intelligenz und Technik unterstützt werden kann und so Pflegekräfte bei ihrer Arbeit entlastet werden können. Aufgrund der momentanen Pflegesituation und dem bevorstehenden Fachkräftemangel in der Pflege, ist es dringend erforderlich, alle Möglichkeiten zur Beschäftigung von Pflegekräften auszuschöpfen um langfristig die pflegerische Versorgung der Bevölkerung zu sichern. Demnach werden die technischen Systeme auch nach ihrem Nutzen betrachtet. Einen Nutzen haben Angehörige, Pflegende und Pflegebedürftige. Die Kosten-Nutzen sollen in dieser Arbeit nicht aufgezeigt werden, da dies den Rahmen sprengen würde.

Des Weiteren soll noch erwähnt werden, welchen besonderen Einfluss technologische Verfahren auf die Arbeitsmarktlage im Gesundheitswesen nehmen. Da der Sektor im Gesundheitswesen als Wachstumsmarkt wahrgenommen wird, gilt er als besonders reguliert. Demnach handelt der Staat, indem er verteilt, rationalisiert und versucht, gerecht zu agieren (vgl. Häckl 2010: 164). Mit dem Einstieg in die Förderung von technologischen Verfahren in der Pflege wurden die Weichen gestellt, um dem demografischen Wandel und dem damit verbundenen Pflegemangel entgegenzuwirken. Als Maßnahmen um technologische Verfahren im Gesundheitsbereich zu implementieren ist zunächst die Aufklärung der potenziellen Nutzer entscheidend. Des Weiteren müssen Gelder für Forschung und den Einsatz von technischen Systemen erbracht werden. In der Politik ist es wichtig, dass entsprechende Gesetze zum Schutz des Menschen und zur Wahrung seiner Identität entstehen. Persönliche Bereiche müssen durch Gesetze gewahrt und geschützt werden um Vertrauen zu schaffen und Sensibilität in neue Technologien zu setzen. Es muss zwischen den Generationen vermittelt und Erfahrungen geteilt werden. Die Technik muss sicher in den Alltag integriert werden. Dabei soll darauf geachtet werden, dass Vorgänge nicht zu komplex sind. Dennoch muss eine sichere Handhabung gewährleistet sein. Auch der kulturelle und persönliche Hintergrund muss berücksichtigt werden. Somit kann auch die Kreativität gefördert werden, in dem neue Gestaltung- und Ausdrucksmöglichkeiten geschaffen werden (vgl. Pflegebrille.de 2018).

Demnach kann gesagt werden, dass technologische Verfahren einen Einfluss auf die Arbeitsmarktlage im Gesundheitswesen haben, da sie unterstützend bei tagtäglichen Handlungen und Pflegetätigkeiten wirken und den Alltag in der Pflege körperlich, psychisch und innovativ bereichern. Gesamtwirtschaftlich fördert es die Vernetzung von unterschiedlichen Ländern im Gesundheitsbereich und den Austausch von Wissen über Grenzen hinweg. Der Telemedizin sind keine Grenzen mehr gesetzt. Die Wirtschaft wird angekurbelt, durch die Produktion von technischen Geräten. Als negativen Einfluss muss hier das Ersetzen von manchen Berufen durch Roboter oder künstliche Intelligenz erwähnt werden. Alte Berufe fallen weg, gleichzeitig werden neue geschaffen. Hierdurch entstehen neue Chancen, dem Menschen das Leben zu verlängern oder ihm das Leben zu erleichtern. Deshalb liegt der Schluss nahe, dass Transhumanisten einen engen Zusammenhang zwischen Technik und Mensch sehen. Ob Transhumanismus zu radikal in seiner Auslegung ist oder nur entsprechende Gesetze geschaffen werden müssen, um den Menschen zu schützen, ist fraglich. Festzustellen ist jedoch, dass eine konsequente, unaufhörliche Miteinbeziehung von Ethik wichtig ist um den Menschen nicht in seiner Selbstbestimmung und Autarkie einzuschränken, sondern zu unterstützen. Um einer Ungleichheit entgegenzuwirken ist es besonders wichtig, die Wechselwirkungen zwischen Technik, Wissenschaft und Gesellschaft zu berücksichtigen, wie bereits ausführlich in 6. dargestellt. Schlussfolgernd kann gesagt werden, dass kontinuierlich durch neue Gesetze oder die Einbeziehung des deutschen Ethikrates eine solide Basis für Technik und künstliche Intelligenz in der Pflege geschaffen werden muss. Berührungsängste sollen abgebaut werden und durch intelligente Systeme, die den Menschen unterstützen, ersetzt werden. So kann ein miteinander von Pflege und Technik erfolgen.

Literaturverzeichnis

Bamme A. (2014): Menschen und Maschinen. Neuvermessung einer sozialen Beziehung. In: Dust M., Kluge S., Liesner A., Lohmann I., Salomon D., Springer J.M., Steffens G., Weiß E. (Hrsg.): Jahrbuch für Pädagogik 2014. Frankfurt am Main. Internationaler Verlag der Wissenschaften

Bauer M., Endreß A. (2007): Selbstbestimmung am Ende des Lebens. Aschaffenburg: Alibri Verlag

Beck S. (2012): Jenseits von Mensch und Maschine. Ethische und rechtliche Fragen zum Umgang mit Robotern, Künstlicher Intelligenz und Cyborgs. Baden Baden: Nomos Verlagsgesellschaft

Becker von P. (2015): Der neue Glaube an die Unsterblichkeit. Transhumanismus, biotechnik und digitaler Kapitalismus. Wien: Passagen Verlag

Blechschmitt L. (2017): Die straf- und zivilrechtliche Haftung des Arztes beim Einsatz roboterassistierter Chirurgie. In: Hilgendorf, E., Beck S. (Hrsg.) 2017. Robotik und Recht. Band 10, Baden Baden: Nomos Verlagsgesellschaft

BMFSFuJ (Bundesministerium für Familie, Senioren, Frauen und Jugend) (Hrsg.) (2001): Dritter Bericht zur Lage der älteren Generation in der Bundesrepublik Deutschland: Alter und Gesellschaft. Berlin: BMFSFuJ.

Bull H.P. (2015): Sinn und Unsinn des Datenschutzes. Tübingen: Mohr Siebeck

Cole T. (2017): Digitale Transformation. Warum die deutsche Wirtschaft gerade die digitale Zukunft verschläft und was jetzt getan werden muss! 2. Auflage 2017, München: Verlag Franz Vahlen

Ford M. (2016): Aufstieg der Roboter. Wie unsere Arbeitswelt gerade auf den Kopf gestellt wird – und wie wir darauf reagieren müssen. 2. Auflage 2016, Kulmbach: Börsenmedien AG

Gärtner A. (2016): Medizinproduktesicherheit. Elektrische Sicherheit in der Medizintechnik. Band 2, 2. Aktualisierte Auflage. Köln: TÜV Media GmbH

Günther J.-P. (2014): Roboter und rechtliche Verantwortung. Eine Untersuchung der Benutzer- und Herstellerhaftung. München. Herbert Utz Verlag

Hansmann O. (2015): Transhumanismus – Vision und Wirklichkeit: Ein problemgeschichtlicher und kritischer Versuch. Berlin: Logos Verlag

Hagemann, T. (2017): Digitalisierung und technische Assistenz im Sozial- und Gesundheitswesen. In: Hagemann T. (Hrsg.): Gestaltung des Sozial- und Gesundheitswesens im Zeitalter von Digitalisierung und technischer Assistenz Baden-Baden: Nomos Verlagsgesellschaft

Hansmann O. (2015): Transhumanismus – Vision und Wirklichkeit: Ein problemgeschichtlicher und kritischer Versuch. Berlin: Logos Verlag

Hansmann O. (2016): Zwischen Kontrolle und Freiheit. Die vierte industrielle Revolution und ihre Gesellschaft. Berlin. Logos Verlag

Harmanus F. (2007): Der logische Sinn aller Existenz. Re Di Roma Verlag

Heilinger J.-C., Christen M. (2010): Über Menschliches. Biotechnische Verbesserung des Menschen zur Überwindung von Leiden und Tod? Biel/Bienne: verlag die brotsuppe

Hilt, A.; Jordan, I.; Frewer, A. (Hg.) (2010): Endlichkeit, Medizin und Unsterblichkeit. Geschichte – Theorie – Ethik. Stuttgart. Franz Steiner Verlag

Hinte H.; Zimmermann K. F. (Hrsg.) (2013): Zeitenwende auf dem Arbeitsmarkt. Wie der demografische Wandel die Erwerbsgesellschaft verändert. Bonn: bpb

Hradil S. (2001): Soziale Ungleichheit in Deutschland. 8. Auflage. Wiesbaden: VS Verlag für Sozialwissenschaften/GWV Fachverlage GmbH

Kramme R. (2017): Medizintechnik. Verfahren – Systeme - Informationsverarbeitung. 5. Auflage. Springer-Verlag GmbH Deutschland

Krüger O. (2004): Virtualität und Unsterblichkeit. Freiburg

Mainzer K. (2016): Künstliche Intelligenz – Wann übernehmen die Maschinen? Berlin Heidelberg: Springer-Verlag

Mainzer K. (2010): Leben als Maschine? Von der Systembiologie zur Robotik und Künstlichen Intelligenz. Paderborn. mentis Verlag GmbH

Mayinger S.M. (2017): Die künstliche Person. Untersuchung rechtlicher Veränderungen durch die Installation von Softwareagenten im Rahmen von Industrie 4.0, unter besonderer Berücksichtigung des Datenschutzrechts. Frankfurt am Main. dfV Mediengruppe

Manzei, A. (2009): Neue betriebswirtschaftliche Steuerungsformen im Krankenhaus. Wie durch die Digitalisierung der Medizin ökonomische Sachzwänge in der Pflegepraxis entstehen. Pflege & Gesellschaft 14 (1)

Meißner, A. (2017): Technisierung der professionellen Pflege. Einfluss. Wirkung. Veränderung. In: Hagemann, T. (Hrsg.): Gestaltung des Sozial- und Gesundheitswesens im Zeitalter von Digitalisierung und technischer Assistenz. Baden-Baden: Nomos Verlagsgesellschaft

Milanovic´B. (2016): Haben und Nichthaben. Eine kurze Geschichte der Ungleichheit. Darmstadt: 2017 by WBG (Wissenschaftliche Buchgesellschaft)

Richter M., Hurrelmann K. (2009): Gesundheitliche Ungleichheit: Grundlagen, Probleme, Perspektiven. 2., aktualisierte Auflage, Wiesbaden: Verlag für Sozialwissenschaften

Russell S., Norvig P. (2012): Künstliche Intelligenz. Ein moderner Ansatz. 3.,aktualisierte Auflage, Pearson

Schnabel, P.-E.; Hurrelmann, K. (1999): Sozialwissenschaftliche Analyse von Gesundheitsproblemen. In: Hurrelmann, K. (Hrsg.): Gesundheitswissenschaften. Berlin (u. a.): Springer, 99-123.

Stahl M. (2013): Zeitenwende auf dem Arbeitsmarkt. Wie der demografische Wandel die Erwerbsgesellschaft verändert. In: Hinte H., Zimmermann K.F. (Hrsg.): Bonn: bpb

Syska A., Lievre P. (2016): Illusion 4.0. Deutschlands naiver Traum von der smarten Fabrik. Ansbach: CETPM GmbH

Tacke D. (2017): Chancen und Risiken computergestützter Pflegediagnostik. In: Hagemann T. (Hrsg.): Gestaltung des Sozial- und Gesundheitswesens im Zeitalter von Digitalisierung und technischer Assistenz. Baden-Baden: Nomos Verlagsgesellschaft

Vogler-Ludwig K., Düll N., Kriechel B. (2016): Arbeitsmarkt 2030 – Wirtschaft und Arbeitsmarkt im digitalen Zeitalter. Prognose 2016. Bielefeld: Bertelsmann Verlag

Vowinkel B. (2006): Maschinen mit Bewusstsein? Wohin führt die künstliche Intelligenz? Weinheim: WILEY-VCH Verlag GmbH & Co. KGaA

Wehler H.-U. (2013): Die neue Umverteilung. Soziale Ungleichheit in Deutschland. 3. Auflage. München: Verlag C.H.Beck oHG

Onlinequellen

DIW Wochenbericht (2017): Die Schere zwischen Arm und Reich geht weiter auseinander 04/2017. URL: https://www.diw.de/sixcms/detail.php?id=550890 [Stand: 30.1.2018]

Spiegel Online (2008): Soziale Ungleichheit in Deutschland wächst rasant. 21.10.2008. URL: http://www.spiegel.de/wirtschaft/oecd-studie-soziale-ungleichheit-in-deutschland-waechst-rasant-a-585396.html [Stand: 30.1.2018]

IT Finanzmagazin, YouGov „Quantified Health" (2015): Self-Tracking: Jeder Dritte würde Gesundheitsbezogene Daten an Krankenversicherer weitergeben. 21.1.2015. URL: https://www.it-finanzmagazin.de/self-tracking-jeder-dritte-wuerde-gesundheitsbezogene-daten-an-krankenversicherer-weitergeben [Stand: 29.01.2018]

IT Finanzmagazin, AXA (2017): Digitalisierung im Gesundheitswesen: Digitale Patientenakte von Patienten und Ärzten gewünscht. 25.9.2017. URL: https://www.it-finanzmagazin.de/digitalisierung-gesundheitswesen-wunsch-und-wirklichkeit-2017-57522/ [Stand: 29.01.2018]

Süddeutsche Zeitung, Max-Plank-Institut (2017): Zentrum für künstliche Intelligenz in Tübingen eröffnet. 12.7.2017. URL: http://www.sueddeutsche.de/news/wissen/forschung---tuebingen-zentrum-fuer-kuenstliche-intelligenz-in-tuebingen-eroeffnet [Stand: 12.7.2017]

Bitkom Research, (2017): Smarte Technik auf dem Wunschzettel ganz oben. 4.12.2017. URL: https://www.bitkom.org/Presse/Presseinformation/Smarte-Technik-auf-dem-Wunschzettel-ganz-oben.html [Stand: 30.1.2018]

Deutsche Wirtschaftsnachrichten (2017): Schere zwischen Arm und Reich noch größer als gedacht. 16.1.2017. URL: https://deutsche-wirtschafts-nachrichten.de/2017/01/16/schere [Stand: 30.1.2018]

Trends der Zukunft (2017): o.J.

Trends der Zukunft (2018): In San Francisco eröffnet die Arztpraxis der Zukunft. 18.1.2017. URL: https://www.trendsderzukunft.de/in-san-francisco-eroeffnet-die-arztpraxis-der-zukunft/ [Stand: 2.5.18]

Frankfurter Allgemeine, Statista (2014): China auf dem Weg zur Forschungsweltmacht. .14.11.2014. URL: https://de.statista.com/infografik/2956/anteil-an-den-weltweiten-ausgaben-fuer-forschung-und-entwicklung/2017 [Stand: 17.2.2018]

BMFSFJ, Bundesministerium für Familie, Senioren, Frauen und Jugend (2000): Dritter Bericht zur Lage der älteren Generation. 12/2000. URL: https://www.bmfsfj.de/bmfsfj/service/publikationen/3--altenbericht-/95592 [Stand: 17.2.2018]

Statistisches Bundesamt (2018): URL:https://www.destatis.de/DE/ZahlenFakten/GesellschaftStaat/EinkommenKonsumLebensbedingungen/EVS2018/EVS2018.html [Stand: 17.2.2018]

Business Insider Deutschland (2017): Ein Roboter, der sagte, er werde „die Menschheit zerstören", wurde gerade zum Staatsbürger ernannt. 27.10.2017. URL: http://www.businessinsider.de/roboter-aus-saudi-arabien-erlangt-staatsbuergerschaft-2017-10 [Stand: 17.2.2018]

Kognitive Maschinen – Künstliche Intelligenz (KI) (o.J.): URL:https://www.fraunhofer.de/de/forschung/forschungsfelder/kommunikation-wissen/kognitive-maschinen-kuenstliche-intelligenz-ki.html [Stand: 17.2.2018]

manage it IT-Strategien und Lösungen, HubSpot Global Al Survey (2017): Akzeptanz der künstlichen Intelligenz bei Verbrauchern steigt. 2.2.2017. URL: http://ap-verlag.de/akzeptanz-der-kuenstlichen-intelligenz-bei-verbrauchern-steigt/30684/ [Stand: 17.2.2018]

OWC Außenwirtschaft, Germany Trade and Invest (2018): China strebt bei künstlicher Intelligenz an die Weltspitze. 02/2018. URL: https://owc.de/2018/02/08/china-strebt-bei-kuenstlicher-intelligenz-an- die-weltspitze/ [Stand: 17.2.2018]

IBM (2015): IBM Watson Health geht an den Start. 15.4.2015. URL: https://www-03.ibm.com/press/de/de/pressrelease/46628.wss [Stand: 17.2.2018]

OECD (2011): Einkommensungleichheit nimmt OECD-weit zu – in Deutschland besonders schnell. 5.12.2011. URL:http://www.oecd.org/berlin/presse/einkommensungleichheitnimmtoecd-weitzuindeutschlandbesondersschnell.htm [Stand: 17.2.2018] forsa Umfrage, BMBF (2016): Service-Roboter statt Pflegeheim. 04/2016. URL: https://www.bmbf.de/de/service-roboter-statt-pflegeheim-2727.html [Stand: 23.3.2018]

Bundesministerium für Bildung und Forschung (2018): Pflege mit Durchblick. Die Pflegebrille zur Unterstützung professionell und informell Pflegender. 3.4.2018. URL: http://www.pflegebrille.de/index.php/de/ [Stand: 11.4.2018]

Zeit Online, dpa, Reuters (2017): Cyberangriff, Nahezu 100 Länder von Hackerangriff betroffen. 12.5.2017. URL: http://www.zeit.de/digital/internet/2017-05/cyberangriff-grossbritannien-krankenhaeuser-hacker [Stand: 11.4.2018]

ZDNet (2014): Rabatte für Gesundheitsdaten: Was die deutschen Krankenversicherer planen. 12/2004. URL: https://www.zdnet.de/88214397/gesundheitsdaten-per-fitness-tracker-die-deutschen-krankenversicherer-planen/ [Stand: 11.4.2018]

Überblick über die Charta der Grundrechte der EU: Menschenwürde, Freiheiten, Gleichheit. o.J. URL: http://www.era-comm.eu/charter_of_fundamental_rights/kiosk/pdf/414DT17_Trier/Sule_pres.pdf [Stand: 2.5.2018]

Zeitschriften

Schönert, U. (2017): Die Vermessung des Menschen. In: stern 2017/44: 114-116.

Hillary, R. (2017): Transhumanismus - Wollen wir ewig Leben? In: Spektrum Spezial Biologie Medizin Hirnforschung 2017/3: 72-76.

O'Connell, M. (2017): „Unzumutbare Körper“. In: Der Spiegel Wissen 2017/3: 10.

Dettmer, M.; Hesse, M.; Jung, A. J.; Schulz, T. (2016): In: Der Spiegel 2016/36: 10-18.